Beltz Taschenbuch 900

Allen Kindern und Eltern gewidmet, die ich therapeutisch nach sexuellem Missbrauch begleitet habe

Über dieses Buch:

Mädchen und Jungen, die sexuellen Übergriffen und sexuellem Missbrauch ausgesetzt sind oder waren, können fast nie über das Erlebte sprechen. Angst, Selbstekel, Scham und vor allem eine große Unsicherheit, wie sie ihre Erlebnisse und Gefühle ausdrücken sollen, hindern sie daran. Aber ohne Gespräche kann ihnen auch nicht geholfen werden. Mit Märchen und Geschichten kann dieser Einstieg ins Gespräch gelingen: Verzauberte Kinder, Drachen, Monster, Ritter, Prinzessinnen, Feuerteufel oder Zwerge führen Mädchen und Jungen in die Thematik sexueller Übergriffe ein: eine praktische Hilfe, sexuellem Missbrauch bei Mädchen und Jungen ab fünf Jahren vorzubeugen oder ihn – bei hinreichendem Verdacht – zu entdecken.

Wenn Kinder zusammen mit ihren Eltern, LehrerInnen oder ErzieherInnen die Geschichten in diesem Buch erarbeiten, gewinnen sie stufenweise Kompetenzen: Sie lernen, was sexueller Missbrauch ist und wie sie sich in solchen Situationen verhalten können.

Pädagogische Hinweise und Arbeitsvorschläge sowie Materialien im Anhang ergänzen dieses in langjähriger Praxis erprobte Buch.

Die Autorin:

Irmi Hochheimer arbeitet als Heilpädagogin in freier Praxis therapeutisch mit verhaltensauffälligen Kindern und Jugendlichen, von denen viele sexuellen Missbrauch erlebten. In Fortbildungen mit LehrerInnen, ErzieherInnen und anderen pädgogischen Fachkräften wie auch in der Arbeit mit Opfern suchte sie einen Weg, Präventionsarbeit für eine breite Zielgruppe aufzubereiten. So entstanden die nun vorliegenden Märchen für Mädchen und Jungen.

Irmi Hochheimer

Mutmachmärchen

Wie sich Mädchen und Jungen gegen sexuellen Missbrauch wehren können

BELTZ
Taschenbuch

Dank

Es war nicht leicht, als Frau ein Buch auch für Jungen zu schreiben, und ich hätte das auch sicherlich nicht geschafft, wenn es nicht viele Männer und Jungen gäbe, die mich an ihren Schicksalen teilhaben ließen. Aber auch meiner Familie danke ich für ihr Verständnis und bedanke mich hier besonders herzlich bei meinem Mann Jürgen Kubatschek, meiner Kollegin Rita Janßen, Herrn Dr. von Stülpnagel, Marion Mebes, Klaus und Uta Zohren, die meine Arbeit gegenlasen und mit viel konstruktiver Kritik verbesserten.

Danken möchte ich auch meiner Tochter Tina Westerhoff, die sich intensiv mit den Geschichten auseinandersetzte und passende Bilder und Arbeitsblätter malte.

Irmi Hochheimer

www.beltz.de

1. Auflage

Umschlaggestaltung: Federico Luci, Odenthal
Illustrationen: Tina Westerhoff, Duisburg
Umschlagabbildung: Mauritius, Mittenwald
Druck und Bindung: Druck Partner Rübelmann, Hemsbach
Printed in Germany

ISBN 978-3-407-22900-7

Inhalt

Einleitung

Kapitel 1: Körper

Kapitel 2: Gefühle

Kapitel 3: Berührungen

Kapitel 4: Nein sagen

Kapitel 5: Geheimnisse

Kapitel 6: Intuition

Kapitel 7: Hilfe holen

Kapitel 8: Selbstbewusstsein

Anhang: Arbeitsblätter

Einleitung

Dieses Buch soll eine praktische Hilfe für die präventive Arbeit mit Mädchen und Jungen zum Thema sexueller Missbrauch sein. Ich wünsche mir, dass sich Eltern, Erzieherinnen und Pädagogen mit dem Gedanken auseinandersetzen, wie sie Kinder vor sexuellen Übergriffen nach besten Möglichkeiten schützen können. Wenn Kinder mit Erwachsenen die Märchen in diesem Buch erarbeiten, gewinnen sie stufenweise Kompetenzen. Die Kinder lernen, was sexueller Missbrauch ist und wie sie sich in solchen Situation verhalten können. Sie lernen durch Erfahrungen aus den Geschichten, sexuellen Missbrauch einzuordnen, zu bewerten, darüber zu sprechen und werden unterstützt, sich Hilfe holen zu können.

Das Buch ist so konzipiert, dass es von Müttern und Vätern, wie auch von ErzieherInnen und PädagogInnen vorgelesen und bearbeitet werden kann. Auch ein Einsatz in Kindergärten, Schulen und Spielkreisen ist möglich.

Wer die Geschichten mit dem Kind bearbeitet, bietet sich auch gleichzeitig als Gesprächspartner an, falls das Kind solche oder ähnliche Erlebnisse hatte bzw. irgendwann einmal in eine solche Situation kommen sollte.

Die Geschichten sollten unbedingt der Reihe nach vorgelesen und die Inhalte in gemeinsamen Gesprächen und Aktivitäten aufgearbeitet werden. Hilfestellungen findet man zu jeder Geschichte.

1. Warum Märchen und Geschichten

Kinder fühlen sich durch Märchen und spannende Geschichten angesprochen. Realität und Phantasie ergänzen einander und nehmen der Handlung die Bedrohlichkeit. Figuren wie Hexen, Zauberer, Monster, Ungeheuer oder Gespenster tragen die Handlungen und helfen durch ihre Symbolik, bestimmte Aspekte zu fokussieren. Die voneinander unabhängigen, kurzen Geschichten für Jungen und Mädchen sind thematisch aufeinander aufgebaut und stellen immer komplexere Zusammenhänge von sexuellem Missbrauch dar, ohne dabei bedrohlich zu sein. Kinder werden hierdurch nicht verunsichert, sondern ermutigt, in einem solchen Fall sich möglichst schnell Hilfe zu holen.

2. Ziel

Präventionsarbeit mit Kindern beinhaltet auch immer, dass der Erwachsene dem Kind gegenüber eine Erziehungshaltung hat, die das Kind in seiner Persönlichkeit wertschätzt und achtet. Er muss Zeit für das Kind haben und das Kind mit seinen Stärken und Schwächen annehmen. Geschichten alleine können niemals ausreichend für eine Präventionsarbeit sein. Sie sind eine mögliche Hilfestellung, um das Thema mit Kindern besprechbar zu machen.

Vor dem Hintergrund der Geschichten können die verschiedenen Aspekte von sexuellem Missbrauch erörtert werden. Voraussetzung für eine effektive Präventionsarbeit ist, dass der Erwachsene bereit ist, sich selbst mit dem Thema auseinanderzusetzen. Dann können Kinder in der gemeinsamen Arbeit die verschiedenen Aspekte zu dem Themenkomplex verstehen und handlungsfähig werden. Sie lernen, dass sie ein Recht auf Selbstbestimmung haben: Niemand darf mit ihnen oder an ihnen sexuelle Handlungen vornehmen und kein Kind muss Zärtlichkeiten hinnehmen, die es nicht möchte. Niemand darf das erzwingen. Nur wenn Kinder dieses Wissen haben und für die eigenen Gefühle sensibilisiert sind, können sie sich abgrenzen oder Hilfe holen, wenn sie sexuelle Übergriffe erleben.

3. Zielgruppe

Die Geschichten sollen Kinder zwischen vier und zehn Jahren ansprechen. In den Geschichten wird nicht vor dem »bösen Fremden« gewarnt, denn über 90 % der Täter sind für Kinder keine Fremden, sondern Menschen, denen sie vertrauen und die sie, die Kinder, lieb haben. Sie lernen etwas über Strategien der Täter, über Tatorte und die Täter selbst. Mit diesem Wissen können Kinder sich eher schützen, zumal Sie für das Kind ein Ansprechpartner werden, wenn Sie mit dem Kind darüber reden, was wirklich geschehen kann, und nicht nur nebulös vor dem »bösen Fremden« warnen.

Auch schon betroffene Kinder erleben, dass sie mit diesem sehr schambesetzten Thema und ihren – eventuell bisher – verschwiegenen Erlebnissen nicht alleine sind, und können vielleicht durch die Arbeit am Thema unterstützt werden, über ihre Erlebnisse zu reden. Somit haben die Geschichten auch einen aufklärenden Charakter.

Mädchen und Jungen erleben und verarbeiten einen sexuellen Missbrauch unterschiedlich, deshalb gibt es auch unterschiedliche Geschichten für Jungen und Mädchen.

Jungen reagieren häufiger aggressiv und verstecken ihre Ängste hinter aufgesetzter Stärke. In der Präventionsarbeit finden sie schwer Zugang zu Gefühlen wie Schwäche und Ohnmacht. Sie kompensieren ihre Ängste mit einer »großen Klappe«, sexualisiertem Verhalten oder besonderer Aggressivität. Sexuelle Übergriffe durch einen männlichen Täter verunsichern Jungen hinsichtlich der Frage, ob sie nicht vielleicht selber homosexuell sind. Jungen müssen unterstützt werden, nicht immer »den kleinen Helden« spielen zu müssen.

Mädchen reagieren nach sexuellem Missbrauch häufiger mit Unsicherheit, Rückzug, Regression, sexualisiertem Verhalten und diffusen Ängsten. In der Präventionsarbeit zeigen sie sich meistens offener und interessierter als Jungen. Mädchen schweigen nach sexuellen Übergriffen eher aus Angst und müssen stark gemacht werden, mutig zu sein. Sie sollen lernen, dass immer der Täter oder die Täterin die Verantwortung trägt, denn diese übertragen oftmals eine Mitverantwortung an das Kind, was bei diesem Schuldgefühle auslöst.

In der Präventionsarbeit mit Jungen erlebte ich, dass sie sich oft selbst überschätzen und nur schwer Schwächen zugeben können. Damit sie sich nicht zwanghaft vor Mädchen profilieren müssen, halte ich eine getrenntgeschlechtliche Präventions- und Aufklärungsarbeit für günstig. Mädchen kommen so auch eher zu Wort und werden nicht ausgelacht, wenn sie mit dem Thema offener umgehen.

Der Umgang mit Gefühlen wie Angst, Unsicherheit, Einsamkeit ist ein zentraler Aspekt und wird mehrfach differenziert angeboten und sollte unbedingt mit Jungen und Mädchen vertiefend bearbeitet werden.

Wenn Väter und Pädagogen mit einem Jungen arbeiten, sollten sie bewusst und offen zu eigenen Gefühlen stehen und Verletzlichkeit einräumen. Gerade hierdurch finden Jungen zu einer anderen Stärke. Väter oder Lehrer übernehmen als Mann damit eine Vorbildfunktion und sind dadurch die größte Hilfe und Orientierung. So können Jungen und Männer sich gegenseitig unterstützen, indem sie ein Stück von sich selbst zeigen und diese Verletzlichkeit nicht nur niedermachen. Die Angst der Jungen, sich nicht wehren zu können, wird von Missbrauchern ausgenutzt. Die ausgeübte Gewalt zeigt ihnen ihre Ohnmacht, was von ihrem Rollenverständnis her nicht akzeptabel ist und deshalb verschwiegen wird.

Da das Rollenbild des Jungen/des Mannes derzeit nicht klar definiert ist, ist es in der Jungenarbeit für Frauen und Männer schwierig. Er soll kein »Softie« und kein »Macho« sein und so sehen sich Jungen und Männer Erwartungen gegenüber, die noch immer unstrukturiert und diffus, also nicht klar definiert sind.

Jedoch sollten sich auch Mütter und Pädagoginnen den Jungen ebenso für die Arbeit anbieten, wie dies auch Väter und Pädagogen bei den Mädchen tun sollten. Je intensiver das Kind erlebt, dass sich beide Geschlechter mit der Thematik auseinandersetzen, desto sicherer wird es sich fühlen.

Auch bei Mädchen ist es wichtig, sich offen zu zeigen, sich Zeit zu nehmen. Mädchen gehen die Thematik sachlicher an, können besser zu ihrer Verletzlichkeit und zu Ängsten stehen, weil sie nicht dem Klischee vom starken Geschlecht unterliegen. Sie müssen sich auch in der Regel nicht gegenseitig überbieten und gehen sensibler mit den Schwächen der anderen um. Sie müssen aber Unterstützung erfahren, wenn sie sich mutig, stark und selbstbewusst von sexuellen Übergriffen abgrenzen sollen. Erlebt das Mädchen die Mutter selbstbewusst und autonom, kann sie dieses Rollenverhalten auch besser für sich annehmen. Denn auch Mütter leben hier in ihrer Rolle eine Vorbildfunktion vor. Am günstigsten erleben Kinder häusliche Strukturen, die von klaren Grenzen geprägt sind und in denen Probleme demokratisch und partnerschaftlich gelöst werden.

4. Mein Zugang zum Thema

Ich bin Heilpädagogin und wurde erstmalig durch einen sexuellen Missbrauch meiner Tochter mit dem Thema konfrontiert. Ich setzte mich über Fortbildungen und Literatur mehr und mehr mit dem Thema auseinander und warnte nicht mehr vor dem bösen Fremden, sondern klärte meine jüngere Tochter angemessen über sexuellen Missbrauch auf. Ich veränderte auch meine Haltung in der Kindergartenarbeit und biete seit Jahren Präventionskurse für Kinder an.

Über meine therapeutische Arbeit lernte ich, wie wichtig es für Kinder ist, irgendwann über ihre Erlebnisse zu reden, Entlastung zu erfahren, Schuldgefühle loszuwerden, Ängsten einen Ausdruck geben zu können, Menschen zu finden, die ihnen glauben, und die nötige Unterstützung zu bekommen.

Jedes Kind erlebt nach sexuellem Missbrauch durch eine männliche oder weibliche Person heftige Konflikte. Die Kinder leiden heimlich darunter und wissen nicht, wie sie sich helfen sollen. Denn in der Regel wissen sie, vor allem die jüngeren von ihnen, ja nicht einmal, was ihnen geschieht, weil sie kein Wort dafür haben.

Auch in Beratungsgesprächen mit Müttern, Vätern und Pädagogen wurde mir immer wieder deutlich, wie hilflos und ohnmächtig auch sensible Erwachsene bei einer Konfrontation mit sexuellem Missbrauch sind. Doch nur wenn Erwachsene sich eindeutig auf die Seite der betroffenen Jungen und Mädchen stellen, kann für die Kinder Sicherheit wachsen und das lange totgeschwiegene Thema des sexuellen Missbrauchs einen Stellenwert bekommen, der ihm zusteht.

5. Präventionsarbeit mit Mädchen und Jungen

Durch Präventionsarbeit kann ein sexueller Missbrauch nicht grundsätzlich verhindert werden, weil die Strategien der Täter zu vielschichtig und machtvoll sind. Es ist aber eventuell möglich, die Zeitdauer und die Intensität der sexuellen Gewaltanwendung zu verkürzen, weil die Kinder den Missbrauch durch die Präventionsarbeit früher einordnen können.

Sie lernen hierbei altersgerecht, über die Aufgliederung komplexer Missbrauchshandlungen, diese zu erkennen und sich Hilfe zu holen, weil kein Kind mit einer solchen Situation alleine fertig wird. Sie brauchen Unterstützung, damit sie zu ihren Ängsten stehen können und auch gleichzeitig mutig sein können. Sie müssen deshalb lernen, eigenen Gefühlen zu vertrauen. Gerade für Jungen ist das schwer, weil sie nach ihrer herkömmlichen Sozialisation keine Opferrolle oder Ohnmacht für sich akzeptieren dürfen. Sie möchten immer mutig sein und verwechseln leicht den Mut, der für eine Aufklärung von sexuellem Missbrauch nötig ist, mit Schwäche. In Gruppen übertrumpfen sie sich deshalb in Sachen Mut, Kraft und »cool« sein.

Handelt es sich um einen innerfamiliären Missbrauch, tragen Kinder häufig die Verantwortung für den Fortbestand der Familie, wenn sie schweigen.

Aber alle Kinder sollen lernen, dass nicht der klug ist, der immer den Starken spielt oder sich in der Angst verkriecht. Jedes Kind sollte den Mut finden, zu Ängsten, Schwächen und Ohnmacht zu stehen. Nur jedes Kind für sich kann die eigene Kraft und Stärke realistisch einschätzen. Deshalb ist auch der Aufbau eines gesunden Selbstwertgefühls für jedes Kind in der Präventionsarbeit nötig.

Die allgemeine Erziehungshaltung sollte deshalb im Kontakt mit Kindern wertschätzend und ehrlich sein. Sie sollten eine kritische Distanz zu sich selbst entwickeln und lernen, dass Grenzen zu Struktur und Sicherheit führen. Können Kinder in der Sicherheit des Geliebt-und-angenommen-Seins aufwachsen, werden sie sich bei den Eltern die Hilfe holen können, die sie in Problemsituationen brauchen.

Wir sollten bei der Arbeit darauf achten, dass wir im Gespräch über die Opfer diese nicht abwerten, verurteilen oder ihnen Verantwortung für den Missbrauch zuschieben, denn die hat immer der Täter. Nur so können Kinder in einer vertraulichen Situation von Ängsten und Nöten erzählen und ein möglicher Missbrauch kann verhindert, bzw. schneller oder früher beendet werden, denn Präventionsarbeit hat auch immer einen aufklärenden Charakter.

Sollte Ihre Arbeit zu einer Aufklärung führen, ist es wichtig, sich Hilfen in Beratungsstellen, Jugendämtern oder auch bei der Polizei zu holen.

6. Geschichten auf der Grundlage realer Gegebenheiten

Die Grundideen der Geschichten basieren auf Fallbeispielen. Tatorte, Täter, Vorgehensweisen und Situationen der Opfer sind der Realität nachgearbeitet. Die Geschichten zeigen beispielhaft verschiedene Formen sexueller Übergriffe. Sie bilden damit eine gute Grundlage, um das Thema mit Mädchen bzw. Jungen zu bearbeiten. Die Geschichten sollten chronologisch vorgelesen und mit den Kindern erarbeitet (vgl. Arbeitsanleitungen) werden, denn die Themen bauen systematisch, aber nicht inhaltlich aufeinander auf, damit möglichst vielen unterschiedlichen Situationen Rechnung getragen werden kann.

1. *Geschichte:* **Der Körper** wird als Erstes behandelt, weil das Wissen über den Körper (der Missbrauch hat etwas mit dem Körper zu tun), und somit auch eine Aufklärung über die Anatomie und Begriffsfindungen, Grundlage für das Erkennen sexueller Übergriffe ist.
2. *Geschichte:* **Gefühle** werden schwerpunktmäßig in der zweiten Geschichte thematisiert. Sexuelle Übergriffe bringen die Gefühlswelt von Kindern aus dem Gleichgewicht. Angst, Trauer, Einsamkeit und Schamgefühle bestimmen den Alltag.
3. *Geschichte:* **Berührungen** am eigenen oder am Körper einer anderen Person lösen angenehme und unangenehme Gefühle aus. Kinder müssen gestärkt werden, »hinzuspüren« und zu ihren Gefühlen zu stehen. Sie müssen wissen, dass sie über Berührungen selbst bestimmen können.
4. *Geschichte:* Erst wenn Kinder in der Lage sind, ihre Gefühle anzunehmen, Berührungen am Körper differenziert zu bewerten, eine Sprache für sexuelle Übergriffe zu

haben und mutig die eigene Ohnmacht zu sehen, können sie **Nein sagen** lernen. Dieses Nein muss in der alltäglichen Erziehung Unterstützung finden. Auch Kinder dürfen Grenzen setzen. Erwachsene müssen diese Grenzen respektieren, statt willkürlich selbst darüber zu bestimmen.

5. *Geschichte:* Fälle, in denen Kinder einen Missbrauch nicht konkret benennen können, verunsichern sehr. Das Kind fühlt, dass eine Atmosphäre sexualisiert ist, es fühlt Neugierde, Unsicherheit und/oder Ablehnung und muss hier lernen seiner **intuitiven Wahrnehmung** zu vertrauen.
6. *Geschichte:* Mit dieser intuitiven Wahrnehmung, aber auch mit bewusst erlebten sexuellen Übergriffen bleiben Kinder oft lange alleine, denn sie trauen sich nicht über das **Geheimnis** zu reden, weil Angst und Scham oder evtl. auch Drohungen des Täters das Schweigen verstärken. Deshalb sollen Kinder wissen, dass solche »Bauchwehgeheimnisse« nie von selbst aufhören, sondern nur, wenn man darüber mit jemandem redet, dem man vertraut.
7. *Geschichte:* **Hilfe** kann ein Kind erfahren, wenn es über Erlebnisse und Gefühle redet. Erwachsene müssen oft genau hinhören, denn häufig sagen Kinder nicht klar und deutlich, dass sie Hilfe brauchen. Sie denken, dass die Eltern es schon wissen, weil sie die Signale eigentlich sehen müssten. Das Kind glaubt dann an eine passive Zustimmung der Eltern, wenn diese nicht reagieren.
8. *Geschichte:* Nur **selbstbewusste** Kinder, die ihren Körper kennen, die ihren Gefühlen vertrauen, die einen Missbrauch einordnen können, die um die Bedeutung des Wortes »nein« wissen, die schöne Geheimnisse von »Bauchwehgeheimnissen« unterscheiden können, die wissen, an wen sie sich wenden können – nur diese Kinder sind in der Lage, sich Hilfe zu holen.

7. Arbeitshinweise

Jede Geschichte bietet Aspekte zum Thema Missbrauch, die Sie durch Gespräche, Spiele, kreatives Tun und ein Arbeitsblatt vertiefen können. Sie sollten sich allerdings vorher mit der Thematik Missbrauch vertraut machen und auch die Geschichten gelesen haben. Sie müssen sich auf die Probleme einstellen, denn Sie werden für das Kind ein Ansprechpartner. Das Kind sollte niemals mit den Geschichten alleine gelassen werden.

Als Hilfe für die Erwachsenen gibt es in diesem Buch zu jeder Geschichte Hintergrundinformationen zum Thema und Hinweise zur pädagogischen Arbeit, wie Sie durch ein Gespräch mit dem Kind die Geschichten aufarbeiten können. Die Antworten auf die Fragen können nicht immer vom Kind beantwortet werden. Geben Sie dann, je nach Alter, hierbei die nötige Unterstützung, damit das Kind die Antwort geben kann bzw. erfassen kann. Lesen Sie vielleicht noch einmal gemeinsam mit dem Kind im Märchen nach.

Werden die Geschichten in Kindergruppen bearbeitet, muss auf die Eigendynamik von »Macht und Selbstdarstellung« geachtet werden. Kinder müssen so unterstützt werden, dass sie auch in der Gruppe zu Ohnmacht und Schwäche stehen können, ohne dabei Opfer der anderen zu werden. Dies ist eine große Herausforderung für den/die Gruppenleiter/-in. Hierbei kann es hilfreich sein, mit den Jungen/Mädchen Beispiele zu erarbeiten, wie sich eine Täter-Opfer-Dynamik entwickelt. Opfer fühlen sich gedemütigt, unterlegen und ängstlich. Manche versuchen dabei häufig durch eigenes aggressives Verhalten aus der Opferrolle herauszukommen. So entsteht oftmals ein Kreislauf aus Aggressivität und sexualisiertem Verhalten.

Gespräche über die Geschichten haben eine ganz wichtige Funktion bei der Bearbeitung, damit Kinder verstehen, was Missbrauch ist. Hierbei bieten sich auch Fragen zum Rollenverständnis an.

Im Rahmen der Bearbeitung der Geschichten ist es wichtig, Kindern eine Definition für Missbrauch zu geben. Sie sollen ein Wort kennen, mit dem sie das, was sie unter Umständen einmal erleben, auch benennen können. Eine kindgemäße Erklärung könnte sein:

Es gibt Erwachsene, Jugendliche oder auch Kinder, die machen mit Kindern ganz komische Sachen. Oft sind es Männer, die so etwas tun. Sie fassen an Stellen, wo ein Junge/Mädchen eigentlich nicht angefasst werden möchte, oder sie kitzeln und kraulen da. Das fühlt sich irgendwie anders an. Hast du eine Idee, was das für Stellen sein können?

Manche wollen auch selbst von dem Jungen an Stellen angefasst werden, wo es ganz doof ist, Erwachsene anzufassen. (Hier sollten den Kindern die Begriffe für Po und Sexualorgane benannt werden.)

Überhaupt gibt es Männer, die sich anders verhalten. Sie kuscheln oder kämpfen anders, und dann sollen die Kinder mit niemandem darüber reden, obwohl ein Kind sich das wahrscheinlich sowieso nicht traut, weil es sich schämt. Die Männer sagen aber, dass es schön ist, dass es ein Spiel ist, dass es Spaß macht, aber die Kinder fühlen genau, dass das so nicht stimmt.

Wenn Erwachsene, Jugendliche oder Kinder so etwas mit einem Kind machen, nennt man das sexuellen Missbrauch. Es ist verboten. Niemand darf das mit Kindern machen, weil sie das nicht wollen und es für sie doof ist. Außerdem macht es Angst, Bauchschmerzen oder schlimme Träume.

Bedacht werden muss im Gespräch aber auch, dass sexueller Missbrauch verschiedene Formen haben kann. Auch Frauen oder Mädchen können Täterinnen sein und auch das sollte mit Jungen und Mädchen angesprochen werden. Auch der Bereich der Pornographie ist nicht unwesentlich und wird in je einer Geschichte thematisiert.

Gespräche können gut durch den Einsatz von Handpuppen geführt werden. Eine ausdrucksstarke oder charakteristische Handpuppe mit beweglichem Mund (z. B.: Folkmanis beim Donna Vita Verlag) kann die führende Rolle im Gespräch übernehmen. Denn es ist für Kinder und Erwachsene häufig leichter, heikle Themenbereiche mit einer Handpuppe anzusprechen, denn sie nimmt der Realität oftmals die Peinlichkeit. So kann z. B. ein Bär brummig Aussagen von Kindern hinterfragen und sich ungenaue Antworten genauer erklären lassen. Für das Kind wirkt das nicht so bedrohlich, als wenn ein Erwachsener Aussagen hinterfragt. Braucht der Erwachsene hingegen selbst eine Pause, kann sich der Bär in seine Höhle zurückziehen und erst noch schlafen oder Honig schlecken. Sowohl die Kinder wie auch der Handpuppenspieler können dem Bären Fragen stellen oder von ihm gefragt werden. Jede Form der Interaktion ist möglich. Eventuell kann auch das Kind eine Handpuppe spielen und die beiden Handpuppen kommunizieren miteinander. Es hat so nicht das Gefühl, dass es etwas von sich selbst preisgibt oder verrät. Es nimmt dem Gespräch eventuell die mögliche Peinlichkeit.

Die Handpuppe des Erwachsenen sollte einen eindeutigen Charakter haben. Ein Bär könnte brummig sein, ein kleiner Dinosaurier neugierig und frech, ein Kasperle naiv oder eine Hexe allwissend. (Beim Einsatz von Handpuppen ist es wichtig, dass der Blick der Puppenspielerin sich auf die Handpuppe richtet, so nimmt auch das Kind Blickkontakt zur Handpuppe auf und fühlt sich selbst vom Erwachsenen unbeobachtet.)

Jedoch sollte die Arbeit mit einem Kind sich nicht ausschließlich auf das Gespräch beziehen. Um etwas zu begreifen, ist es wichtig, die Themen »be-greif-bar« zu machen. Da Begreifen auch etwas mit Greifen zu tun hat, ist es auch im Zusammenhang mit der Präventionsarbeit wichtig, Aktionen zu organisieren, dem Gestalten einen Raum zu geben. Hier gibt es Spiele, Malangebote oder Bastelanregungen, die die Geschichten vertiefen. Auch eigene Ideen können eingebracht werden.

Präventionsarbeit soll Spaß machen, leicht und lustig sein. Es soll nicht schwer, drückend, belastend und traurig sein, auch wenn Erwachsene erst einmal an die schlimmen Seiten von sexuellem Missbrauch denken.

Kommt es im Zusammenhang mit der Präventionsarbeit zur Mitteilung über sexuelle Übergriffe, muss diesem Problem natürlich auch Raum gegeben und dem Kind Hilfe angeboten werden. Zeigt ein Kind z. B. ein ungewöhnliches Wissen über Sexualität, eine starke Betroffenheit, weint und zieht sich zurück oder lehnt heftig und ausdrücklich die Thematik ab, so könnte dies ein Hinweis darauf sein. (vgl. Jörg Fegert und Marion Mebes, Berlin/Ruhnmark 1993) Es ist wichtig, diesem Kind unterstützend zu begegnen. Sie sollten es ermutigen, Ihnen zu vertrauen und sich mitzuteilen. Wir müssen ihm das Gefühl vermitteln, dass wir es ernst nehmen, seine Aussagen glauben und es nicht abwerten, weil es »mitgemacht« hat. Das Kind muss von uns hören, dass wir die vertraulichen Informationen nicht ohne sein Wissen und ohne eine Absprache mit ihm benutzen. Das Verhalten des Kindes im Zusammenhang mit sexuellem Missbrauch darf nicht negativ bewertet werden. Die eindeutige Bewertung des Täterverhaltens und das Zeigen unserer Ablehnung und Verurteilung desselben können das Kind hingegen unterstützen und befreiend auf es wirken, weil ihm dies die Mitschuld nimmt, die das Opfer oftmals empfindet. Denn der Täter trägt immer alleine die Verantwortung.

8. Sexueller Missbrauch ist Kinderalltag

Jedes 3. Mädchen und jeder 7. Junge werden Opfer. So fiel mir bei meiner Arbeit mit Männern/Vätern, Frauen/Müttern und Jungen/Mädchen, mit Pädagogen oder Geistlichen immer wieder auf, wie häufig diese im vertraulichen Gespräch von sexuellen Übergriffen berichten. Oftmals haben die Betroffenen noch nie darüber gesprochen und fühlen sich erleichtert, sich endlich jemandem anvertrauen zu können. Gerade Männern fällt das sehr schwer, weil das Reden über eigene Ängste und Schwächen »unmännlich« ist. Dabei sind gerade die Ängste vor der eigenen Schwäche sehr groß. Das Schamgefühl, aber auch die eigene Ohnmacht, sich bei sexuellen Übergriffen nicht gewehrt zu haben und eventuell auch eine Stimulation erfahren zu haben, führen in der Regel zur Sprachlosigkeit. Die nicht altersgemäßen sexuellen Erfahrungen werden dann gerade von Jungen (aber auch von Mädchen) oft in Form einer eigenen sexuellen Aggressivität gegenüber anderen Kindern ausgelebt. Dieses Wiederholen der Handlung ist eine Form der kindlichen Verarbeitung, muss aber nicht in dieser Form auftreten. Es führt aber dazu, dass manche Kinder ihre »Erfahrungen« im Spiel weitergeben und damit zu »Tu-Kindern« werden, was zur Folge hat, dass es wieder neue Opfer gibt. Aber nur wenige Kinder, die Missbrauch erlebten, werden später selbst zu Tätern. Zwar wird dieses Bild oft in den Medien vermittelt, aber jedes missbrauchte Kind ist erst einmal Opfer und kann als Erwachsener genauso sensibel oder unsensibel mit der Thematik umgehen wie diejenigen, die das nicht erleben mussten.

Oft begegnen wir heute Kindern mit einem sexualisierten Verhalten, ohne dass sie mit sexuellen Übergriffen im Definitionssinne konfrontiert wurden. Werbung und Filme sorgen für eine Konfrontation mit nicht altersgemäßer Sexualität und auch diese Kinder können zu »Tu-Kindern« werden, ohne dabei die Grenzen und Gefühle der anderen Kinder wahrzunehmen.

Gerade die Jungenarbeit braucht hier unbedingt auch Männer, die bereit sind, sich mit ihrer Rolle auseinanderzusetzen und die sich Jungen als Gesprächspartner für eine Auseinandersetzung mit der Thematik anbieten.

Präventionsarbeit mit Jungen sollte nicht nur von Frauen geleistet werden. Ich habe inzwischen Männer kennen gelernt, die sich dieser Aufgabe stellen, und möchte jeden Mann dazu ermutigen. Setzen Sie sich mit dem Thema des sexuellen Missbrauchs auseinander, auch wenn es schwer fällt und die Unsicherheit groß ist. Ich möchte Sie einladen und ermutigen, hinzuhören und hinzusehen, wenn Kinder Signale geben und Hilfe suchen.

Kapitel 1: Körper

Allgemeiner pädagogischer Hintergrund zum Thema Körper

Kinder sollen ein altersgemäßes Wissen um den menschlichen Körper haben, denn sexueller Missbrauch hat zumeist etwas mit dem Körper des Kindes und/oder mit dem Körper des Erwachsenen zu tun. Deshalb sollten Kinder in Ihnen einen Gesprächspartner finden, der bereit ist, mit ihnen über den Körper, hier auch über die Geschlechtsmerkmale und deren Funktionen zu reden.

Für kleine Jungen sind männliche Attribute wie Stärke und Größe (Körpermaß) sehr wichtig. Kinder mit körperlichen Unzulänglichkeiten (z. B.: zu groß, zu klein, zu dick, zu dünn, zu schwach), die diesen Vorstellungen nicht entsprechen, werden deshalb auch schon früh von anderen abgewertet und ins Lächerliche gezogen. Auch die Bewertung der männlichen Geschlechtsorgane unterliegt früh einem Klischee.

Mädchen reagieren häufig sachlicher, allerdings haben gerade betroffene Mädchen Probleme, Geschlechtsmerkmale zu benennen, weil sie hiermit Erfahrungen verbinden, die ihnen peinlich und unangenehm sind. Auch haben sie oft die Sorge, dass sie durch den Gebrauch solcher Begriffe eventuell einen erlebten Missbrauch verraten.

Es ist wichtig, eine Möglichkeit zu schaffen, dass Jungen und Mädchen sich möglichst frei über ihren Körper äußern können und Unterschiedlichkeiten akzeptieren. Sie sollten wissen, wie verschiedene Körperteile heißen und dabei die korrekten Begriffe lernen, um sich wertfreier über die Geschlechtlichkeiten äußern zu können.

Früher als Mädchen erleben Jungen ihren Körper durch die außen liegenden Geschlechtsteile als geschlechtlich. Sie finden hierdurch auch schon in jungen Jahren zu einem gegenseitig vergleichenden und wertenden Verhalten. Der Geschlechtlichkeit kommt eine ausgeprägte Bedeutung zu.

Deshalb stellt eine sachgerechte, altersgemäße Aufklärung über die Funktion und Benennung der Geschlechtsteile einen wichtigen Beitrag zur präventiven Arbeit dar.

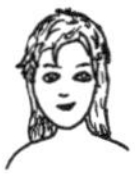

Mädchen: »*Das gezauberte Kind*«

Pädagogischer Hintergrund

Drei Hexen nehmen an einem Wettbewerb teil und geraten über Moral und Werte in eine Diskussion. Dürfen Hexen einen Menschen zaubern? Ist ein Mädchen praktisch, weil Mädchen immer lieb und brav sind?

Die Geschichte bietet die Möglichkeit, mit Mädchen über den Körper zu sprechen. Die Hexen kochen einen Zauberbrei und lassen ein Mädchen entstehen. Sie benennen im Zauberspruch die verschiedenen Körperstellen, auch den Po und die Scheide.

Sie können mit dem Mädchen mögliche Bezeichnungen für die verschiedenen Körperstellen sammeln (vgl. Arbeitsvorschläge – Geschichte 1). Sie sollten alle Vokabeln des Mädchens in die Kopiervorlage Körper (Arbeitsblatt 1) schreiben. Denn eine Wertung käme in manchen Fällen einer Abwertung gleich. Dies würde dem Mädchen die Möglichkeit nehmen, belastende Worte wiederzugeben. Solche Worte können Hinweise auf bestimmte Erlebnisse und Erfahrungen sein. Nur bei neutraler Anteilnahme teilen Kinder sich mit. Und danach können Sie gemeinsam überlegen, welches die richtigen Wörter sind (z. B. für Mund: Schnauze, Fresse, Schnabel, Maul etc.).

Durch die Geschichte erlebt das Kind die Ohnmachtsgefühle des gezauberten Kindes, wenn etwas mit dem Körper geschieht, was man nicht mag. Das gezauberte Kind lässt sich das aber nicht gefallen und wehrt sich gegen die dritte Hexe, die keinerlei Skrupel hat, mit deren Waffen. Während der Aufarbeitung des Inhalts sollten unter diesem Aspekt die moralischen Grenzen zur Sprache kommen, die in der Beziehung zwischen zwei Menschen gezogen und respektiert werden müssen.

Im Gespräch mit dem Mädchen lässt sich feststellen, wie schambesetzt das Thema ist und welches Wissen um Sexualität vorhanden ist. Je nachdem, wie komplex – und nicht altersgemäß – das Mädchen informiert ist, könnte dies ein Hinweis auf eine Erlebnisorientierung hinsichtlich sexueller Übergriffe sein. In Anlehnung an die Geschichte kann auch ergänzend über Gefühle gearbeitet werden.

Das gezauberte Kind

Nebel kroch über die Erde. Träge schob der Wind bunte Blätter vor sich her, und das Licht machte allmählich der Dunkelheit Platz. Wie jedes Jahr um diese Zeit versammelten sich die Hexen bei den alten Weiden am toten Rheinarm. Sie erzählten einander von alten Zeiten und übertrafen sich mit Prahlereien über ihre Zauberkünste.

Der Höhepunkt dieses Tages war das Hexen-Meisterzaubern. Drei der Hexen mussten gemeinsam einen außergewöhnlichen Zauber gestalten. Von Jahr zu Jahr suchten die Hexen in verstaubten Zauberbüchern nach immer ausgefalleneren und besseren Zaubereien. Sie experimentierten mit Kräutern und Tinkturen. So saßen nun drei beisammen und die erste sprach: »In einem Buch meiner Urgroßmutter fand ich eine Formel, nach der man eine Blume herstellen kann, die so köstlich duftet wie keine Blume auf der Erde.« Sie schloss die Augen und sog genüsslich den Duft ein, der ihr beim Gedanken daran in die Nase stieg.

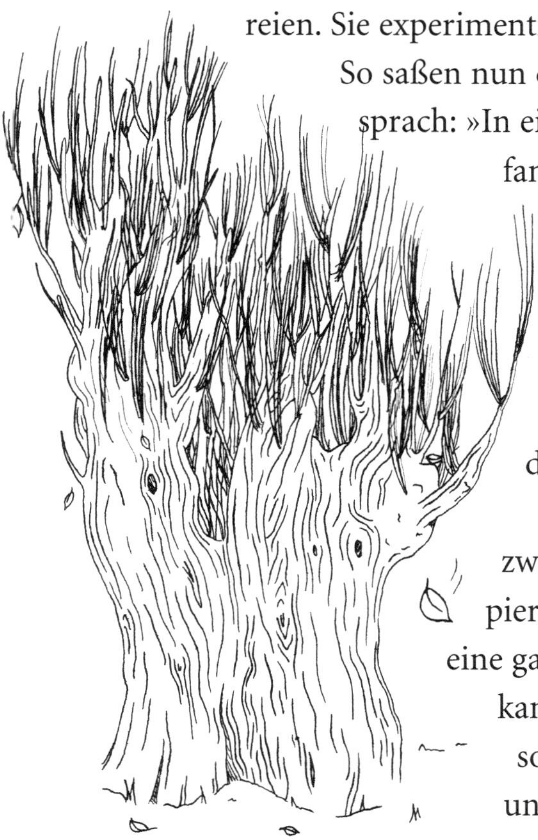

»Das ist nicht genug«, meinte die zweite Hexe. »In den versteckten Papieren des großen Zauberers fand ich eine ganz besondere Zauberformel. Damit kann man einen Vogel erschaffen, der so schöne Lieder singt wie kein Vogel unter dem Himmel.«

Die dritte Hexe wiegte nachdenklich den Kopf, erhob sich und krächzte: »Das ist alles nicht schlecht, aber mir schwebt etwas viel Besseres vor.« Sie schwieg, und gespannt blickten die beiden anderen zu ihr hoch.

Der Wind spielte mit ihrem Halstuch, als sie bedeutungsvoll einen vergilbten Zettel aus ihrer Tasche zog. Es war mucksmäuschenstill, bis sie endlich weitersprach: »Lasst uns einen Menschen zaubern.«

»Das ist doch verboten!«, erschrak sich die erste.

»Wie willst du das machen?«, fragte neugierig die zweite.

»Solch einen Zauber gibt es nicht!«, schwächte die erste ab.

»Vielleicht sollten wir es bleiben lassen!«, warnte die zweite.

Doch schließlich einigten sich die drei, es dennoch zu wagen. Denn der Reiz, einen richtigen Menschen zu zaubern, war einfach zu groß. Aufgeregt gingen sie ans Werk. Zuerst mussten die Hexen einen menschlichen Körper auf ein Blatt Papier malen, so wollte es die Zauberformel. Doch schon gerieten sie in einen heftigen Streit.

»Ich will einen starken Mann.«

»Nein, eine schöne Frau soll es werden!«

»Ein Mädchen wäre das Beste! Mit der können wir alles machen, was wir wollen! Mädchen sind lieb und brav. Sie widersprechen nicht und lassen sich alles gefallen«, frohlockte die dritte.

Die Entscheidung fiel und die Hexen malten den Körper eines Mädchens auf das Papier. Denn ein Mädchen konnte ihnen auch die Hausarbeit abnehmen. Sie wäre nicht so laut und frech wie manche Jungen. Davon waren die Hexen fest überzeugt. Die Hexen machten sich an die Arbeit und der Nebel umschloss sie unheimlich.

Für ihren Zauberbrei brauchten sie fast alle Zutaten der Hexenküche: Kröten, Mäuse, Spinnenbeine, Glibber, Matsch, Schleim, Kräuter und vieles mehr. Das alles verrührten sie in einem Topf und zündeten ein großes Feuer darunter an. Sie rührten murmelnd mit drei Rührlöffeln den Brei. Er wurde heißer und heißer, bis er zuletzt blubbernd kochte. Der aufsteigende Dampf änderte immer wieder seine Farbe. Erst dampfte es rot, dann blau, dann grün und gelb. Als der Dampf sich schließlich lila färbte, war der Brei fertig. Die Hexen nahmen drei Pinsel und strichen den zähen Zauberbrei auf den gemalten Mädchenkörper. Dabei murmelten sie immer wieder den Zauberspruch vor sich hin:

Hals und Kopf
und der Schopf.
Brust und Bauch
natürlich auch.
Arme und Beine sind dabei;
Hände und Füße jeweils zwei,
Auge, Nase, Mund und Ohren,
Hexen haben sich verschworen.
Nabel, Po und Scheide,
hübsch versteckt im Kleide.

Als sie mit allem fertig waren, breiteten sie über ihr Werk ein großes schwarzes Tuch. Sie warteten schweigend genau sieben Minuten. Dann zogen sie das Tuch beiseite – und ein schönes, kleines Mädchen lag vor ihnen. Die Hexen blickten erfreut auf das hübsche, kleine Wesen hinunter.

»Diese niedliche Nase, diese zärtlichen Augen«, sprach die erste und faltete andächtig ihre Hände.

Die zweite streichelte dem Mädchen die Beine und die dritte beugte sich hinunter und küsste sie auf den Mund.

»Augenblick mal, vielleicht mag sie das nicht«, protestierte die erste Hexe.

»Das ist doch egal«, entgegnete die zweite.

»Sie gehört jetzt uns und wir können alles mit ihr machen!«, triumphierte die dritte.

Und schon waren die drei sich wieder uneins. Sie zankten miteinander und fanden keinen Frieden.

»Menschen dürfen uns nicht gehören!«

»Red keinen Unsinn!«

»Du hast selbst mitgezaubert!«

»Hört auf, hört auf!«, bremste die erste.

»Falsche Hexe, du willst uns die Freude verderben«, kreischte schließlich die dritte aufgebracht, und zum Kind gewandt sprach sie grinsend:

»So, mein Mädchen, nun steh mal schön auf und dreh dich in deinem Röckchen!« Das Mädchen sprang prompt auf, lachte laut und streckte der Hexe mit einem lauten »Bäh!« die Zunge heraus.

»Nun sei artig und komm her.« Tatsächlich ging das Mädchen zur Hexe.

»Binde meine Schuhe neu!«, bestimmte die dritte Hexe.

Das Mädchen beugte sich hinunter, und die Hexe blickte triumphierend in die Runde. Sie trug die Nase so hoch, dass sie gar nicht merkte, was da unten geschah und schon erteilte sie den nächsten Befehl:

»Geh nun in die Stadt und hole mir eine Pizza!«

»Nein!«, sagte das Mädchen nur, ging dabei einen Schritt zurück und verschränkte trotzig die Arme.

Wütend wollte die Hexe auf sie losstürzen, doch sie fiel der Länge nach hin. Sie hatte nicht gemerkt, dass das Mädchen ihre Schnürsenkel miteinander verknotet hatte.

»Dummes Balg«, zeterte sie nun und drohte: »Hör auf zu lachen, oder ich werde dir Beine machen!«

»Hast du doch schon«, lachte das Mädchen. »Hast mich gemacht, und nun bin ich da. Glaub nicht, nur weil du eine Hexe bist, kannst du mich fertigmachen!«

»Du denkst wohl, dass du mich ärgern kannst. Aber die Lust dazu wird dir noch vergehen.« Die Hexe drohte mit der Faust und zeterte. Dann wurde sie auf einmal sehr freundlich und änderte ihren Plan. Mit freundlicher Stimme lockte sie:

»Wir wollen uns doch vertragen. Als Zeichen darfst du dir etwas zu trinken wünschen. Ich kann dir alles herzaubern, was du magst.« In Wirklichkeit aber wollte sie einen Gifttrank zaubern, um das ungezogene Mädchen wieder loszuwerden. So ein Mädchen konnte sie nicht gebrauchen. Sie wollte eines, das immer nur lieb und brav war und sich nichts traute, denn mit diesem konnte sie den Zauberwettbewerb bestimmt nicht gewinnen.

»Ich möchte Schokoladensaft«, sagte nun das Mädchen.

»Bitte sehr«, antwortete die Hexe eifrig und flüsterte einen Zauberspruch. Dabei funkelten ihre Augen böse und gefährlich.

Einen Moment später reichte sie dem Mädchen ein Glas und ermunterte sie:

»Nun trink mal schön.«

»Danke«, erwiderte das Mädchen höflich. Sie nahm das Glas und schüttete der Hexe die Flüssigkeit mitten ins Gesicht. Augenblicklich löste sich die Hexe in lila Dampf auf. Der Dampf änderte seine Farbe in Gelb, Grün, Blau, und als er rot war, verschwand mit ihm auch die Hexe. Auch der Nebel lichtete sich nun und die Sonne schickte ihre Strahlen.

»Das wär's dann wohl!«, jubelte das Mädchen, klatschte in die Hände und hüpfte davon.

Arbeitsvorschläge

1. **Wie gefällt dir die Geschichte?**
2. **Was findest du an dem Mädchen gut?**
3. **Wie unterscheiden sich die Hexen?** *Vgl. die Haltung der 1., 2. und der 3. Hexe! Die erste Hexe wirkt lieb, lässt sich aber von ihren Vorstellungen abbringen. Zwar äußert sie von Zeit zu Zeit Zweifel, trägt aber den verbotenen Zauber mit. Die zweite Hexe ist sehr schnell bereit, alle Bedenken beiseitezuschieben. Die dritte Hexe verfolgt bedenkenlos ihr Ziel und reißt die anderen mit. Sie hat dabei kein schlechtes Gewissen und handelt rein egoistisch. Ihre Handlungen werden immer rücksichtsloser.*
4. **Wie verändert sich das Mädchen im Verlaufe der Geschichte?** *Zu Beginn liegt das gezauberte Mädchen nur starr und muss sich alles gefallen lassen. Ihre Situation ändert sich, als sie sich aufrichtet und über ihr Tun selbst bestimmen kann. Mit Schalk und Scherz setzt sie sich gegen die dritte Hexe zur Wehr.*
5. **Was soll das Mädchen für die Hexe machen?** *Aufstehen und sich drehen, Schuhe binden, Pizza holen.*
6. **Was würdest du machen, wenn du in einer solchen Situation wärest?**
7. **Erinnerst du dich an den Zauberspruch? Was haben die Hexen da alles aufgezählt?** *Vgl. Zauberspruch – Hier sollten die verschiedenen Körperstellen noch einmal aufgezählt werden.* (Sprechen Sie ihn mit dem Kind noch einmal zusammen.)
8. **Welche Unterschiede gibt es zwischen Mädchen, Frauen, Jungen, Männern!** *Nicht nur die Körperlänge macht den Unterschied, sondern auch die Behaarung, die Brustgröße, die Geschlechtsteile etc. Schreiben Sie die Begriffe an die verschiedenen Körperstellen und regen Sie das Kind auch an, Wörter zu nennen, die man eigentlich nicht sagen sollte, weil es verletzende oder auch Schimpfwörter sind, damit Sie dann gemeinsam überlegen können, welches das richtige Wort ist* (→ **Arbeitsblatt 1**).
9. **Wozu sind die verschiedenen Körperteile da. Was macht man mit ihnen?** *Z. B.: Arme, Beine, Hände, Mund, Po, Scheide, Penis etc. Erfragen Sie nur das Wissen des Kindes!*
10. **Spielen Sie das Radierspiel.** *Sie malen mit Bleistift einen Menschen und radieren eine Körperstelle aus, das Kind muss raten, was fehlt. Auch Sie dürfen raten und das Kind darf wegradieren.*
11. **Bilden Sie eine Wortkette:** *Wie beim »Kofferpacken« wird zusammengetragen, was zu* ***einem*** *Menschen gehört.*
12. **Lassen Sie eine Szene aus der Geschichte malen.**
13. **Verkleide dich als Hexe!**
14. **Kopieren Sie die Memorykarten mit den Körperteilen und schneiden Sie sie aus. Spielen Sie mit Ihrem Kind zusammen (→ Arbeitsblatt 2).**
15. **Kannst du auch etwas zaubern? Mache es!** *Mit buntem Badeschaum oder Fingerfarben kannst du es bestimmt. (Farben mischen.)*

16. Warst du schon mal im Nebel draußen? Wenn nicht, beobachte mal, wie wenig man sieht. Manchmal ist alles verschwunden.

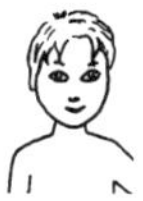

Jungen: *»Monster sehen ganz anders aus!«*

Pädagogischer Hintergrund

Benjamin möchte Astronaut werden, aber alle lachen ihn nur aus. Durch Zufall kommt er in ein Raumschiff und fliegt in den Weltraum. Er landet auf einem Teddymonsterplaneten.

Die Geschichte kann zum Anlass genommen werden, um mit Jungen über den männlichen und den weiblichen Körper zu sprechen, denn die Teddymonster wollen erklärt bekommen, wie ein Junge aussieht.

Als er seinen Penis zeigen soll, macht er lieber nicht mehr mit.

Sie können mit dem Jungen mögliche Bezeichnungen für die verschiedenen Körperstellen sammeln. Erarbeiten Sie auch mit dem Jungen die Unterschiede zwischen den Geschlechtern und zwischen Kind und Erwachsenem. Sie sollten alle Vokabeln des Jungen in die Kopiervorlage Körper (Arbeitsblatt 1) schreiben, denn eine Wertung käme in manchen Fällen einer Abwertung gleich. Dies würde dem Jungen die Möglichkeit nehmen, belastende Worte wiederzugeben. Solche Worte können Hinweise auf bestimmte Erlebnisse und Erfahrungen sein. Nur bei neutraler Anteilnahme teilen Kinder sich mit. Danach können Sie gemeinsam überlegen, welches die richtigen Wörter sind (z. B. für Mund auch Schnauze, Fresse, Klappe, Schnabel, Maul etc.).

Durch die Geschichte erlebt das Kind die Sprachlosigkeit des kleinen Astronauten, als etwas Unangenehmes und Peinliches geschehen soll. Benjamin lässt sich das dann auch nicht gefallen. Er fliegt einfach zurück.

Während der Aufarbeitung des Inhalts sollten unter diesem Aspekt die moralischen Grenzen zur Sprache kommen, die in Beziehungen gezogen und respektiert werden müssen.

Im Gespräch mit dem Jungen lässt sich feststellen, wie schambesetzt das Thema ist und welches Wissen um Sexualität vorhanden ist. Je nachdem, wie komplex – und nicht altersgemäß – der Junge informiert ist, könnte dies ein Hinweis auf eine Erlebnisorientierung hinsichtlich sexueller Übergriffe sein. In Anlehnung an die Geschichte kann auch ergänzend über Gefühle gearbeitet werden.

Monster sehen ganz anders aus!

Benjamin klammerte sich mit seinen Händen an die Stahlgitter, die die Raumschiffbasis umgaben. Wie gerne würde er einmal hineinkommen, vorbei an all den Sicherheitskontrollen, und sich alles ganz genau ansehen, aber Sondergenehmigungen gab es nur für Familienangehörige. Alles war streng geheim und niemand durfte hinein.

Benjamin interessierte sich schon lange für das Weltall und die Raumschiffentwicklung. Er las Bücher und sah sich fast alle Filme darüber im Fernsehen an. Aus Zeitungen und Zeitschriften schnitt er die Artikel heraus und klebte sie in seine Sammelmappe. So hatte er auch gelesen, dass sie hier zurzeit ein neues Raumschiff bauten. Benjamin träumte davon, selbst einmal als Astronaut ins Weltall zu fliegen. Aber alle lachten Benjamin nur aus, wenn er von seinem Traum sprach.

»Du Spinner!«, und: »Angeber«, zogen sie ihn auf. Sie sagten auch: »So klein, wie du bist, schaffst du das nie!«, oder: »Dir fehlt doch jede Power!« Mit solchen und anderen Bemerkungen machten sie sich über ihn lustig und schubsten ihn hin und her. »Irgendwann«, dachte sich Benjamin, »werde ich es schon allen zeigen.« Er wusste ohnehin längst mehr über die Erforschung des Weltalls und die Möglichkeiten der Raumschiffe als sie. Was machte es da schon, dass er klein war und dass sie über ihn lachten.

Ein LKW fuhr heran. Das Tor öffnete sich und Benjamin nutzte ohne nachzudenken den Moment. In der Deckung des Fahrzeuges schlich er sich auf das Gelände und rannte unbemerkt zu einem offenen Hallentor.

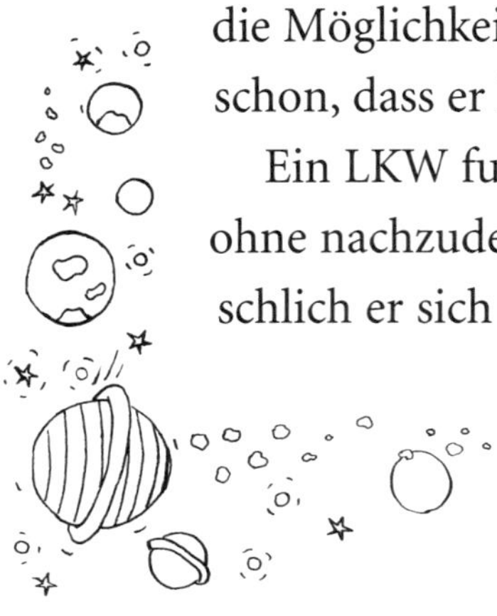

Er sah sich staunend um. Da standen Raumschiffe wie in Science-Fiction-Filmen. Ganze Geschwader in jeder Größe, Mutterschiffe mit riesigen Landezonen, kleine Shuttles und High-Boat-Flyer. Er lief zwischen ihnen herum, bis er plötzlich Stimmen hörte, und versteckte sich schnell im Cockpit eines High-Boat-Flyers. Überall leuchteten Schalter und Lampen, blinkten Instrumente. Es summte, knackte, ratterte, zischte und Benjamin bewunderte alles. Mit den Fingern strich er über die Anzeigeinstrumente und fühlte sich trotz seiner kurzen Hosen schon wie ein richtiger Astronaut. Er setzte sich auf den Pilotensessel und griff an das Steuerbord. Da schloss sich unerwartet die Tür. Automatikgurte spannten ihn fest und frische Atemluft pfiff durch die Düsen. Benjamin konnte dem Reiz nicht widerstehen. Er nahm eine von den vor ihm liegenden Chipkarten in die Hand. Sie sah genauso aus wie die Sparkassenkarte seiner Mutter. »Musste der Magnetstreifen nach unten oder oben in den Schlitz geschoben werden?«, überlegte er. Benjamin versuchte es, schob die Karte hinein und dann ging alles ganz schnell.

Das Raumschiff bebte ein wenig, dann rüttelte es, es dröhnte, Rauch versperrte die Sicht und mit Lichtgeschwindigkeit schoss es aus dem geöffneten Dach davon. Benjamin erschrak, doch schon sauste sein Raumschiff auf das blaue Zeitloch zu. Die zweite Brennstufe setzte ein und im nächsten Moment verlor Benjamin das Bewusstsein. Er wusste nicht, wie lange er ohnmächtig gewesen war, aber als er erwachte, hörte er seltsames Gemurmel. Er rieb sich die Augen, versuchte unsicher aufzustehen, taumelte dabei und fand keinen

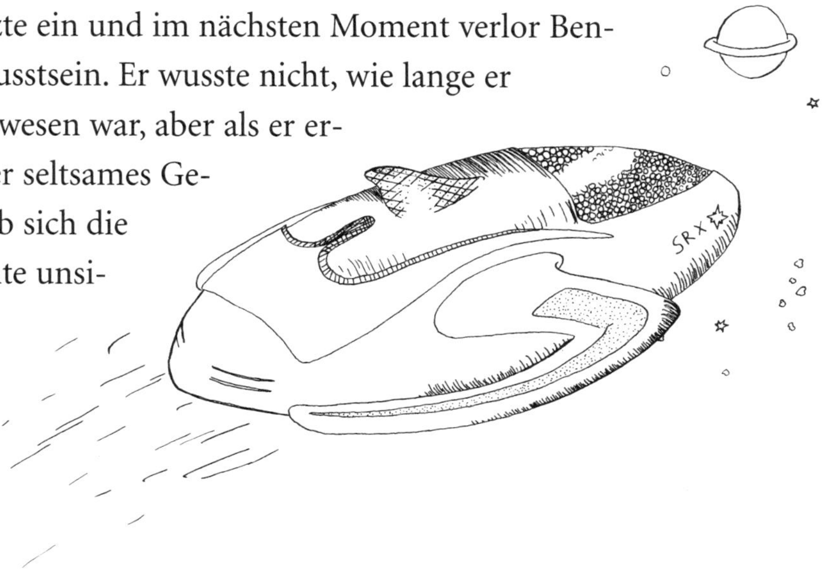

Kontakt zum Boden. Schwebend gelangte er zur Türe, und weil er seine Bewegungen kaum unter Kontrolle hatte, dauerte es, bis er sie aufschieben konnte. Er wankte die Stufen hinunter und seine Füße sackten in einen weichen Gummiboden, der unter ihm nachgab. Seine Schuhe drückten sich tief hinein, und überall wo er auftrat, hinterließ er Dellen. Es war gar nicht so einfach für ihn, das Gleichgewicht zu halten. Er streckte die Arme aus, doch schon rutschte er aus, schlug klatschend auf und sackte in den Gummiboden.

Als er den Kopf anhob, standen plötzlich viele kleine Kerle um ihn herum. Sie hatten große, kugelrunde Augen und langes, zottiges Fell. Sie murmelten und brummelten. Noch nie hatte Benjamin von diesen Wesen je etwas gehört, aber irgendwie erinnerten sie ihn an seinen Teddybären. Nur waren sie größer und lebendig. Sie brummelten unverständlich vor sich hin und Benjamin bekam Angst, als die kleinen Kerle dann auch noch mit ihren zottigen Tapsen nach ihm griffen und über seine nackten Beine strichen.

Sie berührten vorsichtig sein Gesicht, schoben sein T-Shirt hoch und befühlten die Haut auf seinem Bauch. Ihm war ganz komisch zumute. Er wagte kaum zu atmen und bewegte sich nicht, bis er allen Mut zusammennahm und stammelte:

»Wer – wer seid ihr – was macht ihr – wo bin ich hier?« Und da erklärten die zotteligen Kerlchen mit dunklen Stimmen: »Du bist auf dem Planeten der Teddymonster gelandet. Herzlich willkommen.« Monster hatte Benjamin sich eigentlich anders vorgestellt.

Nun richtete er sich auf. Die Teddymonster stützten ihn und halfen ihm auf seine schwankenden Beine. Sie reichten ihm eine runde, blaue Kugel, die aussah wie ein großes Bonbon, und forderten ihn auf: »Beiß nur hinein.« Benjamin war nicht wohl dabei. Er hatte Angst und machte die Augen dabei zu. Süßer Saft tropfte von seinen Lippen. Es schmeckte wunderbar und er merkte, dass die zotteligen Teddymonster freundlich waren.

»Schmeckt gut«, nickte er dann und schob sich auch den Rest in den Mund.

Die Teddymonster zogen ihre Schnauzen breit und grinsten:

»Lieblingsessen schmeckt gut!«

Eine Weile beobachteten sie sich gegenseitig, bis Benjamin fragte:

»Darf ich euch mal anfassen, ihr seht so weich aus?« Und ihm war es, als würde er warme Wolkenwatte berühren. Schön fühlte sich das an und schon klaubte eines der Teddymonster mit der Pfote ein Stück Wolkenwatte aus seinem Bauch. Er schenkte es Benjamin, der es staunend in seine Hosentasche schob, denn das Loch im Bauch, hatte sich sofort wieder geschlossen.

Nun bestürmten auch die Teddymonster Benjamin mit Fragen:

»Wo kommst du her?« – »Wer bist du?« – »Warum hast du kein Fell?« – »Warum fühlst du dich so hart an?« – »Was sind denn Menschen?« – »Sehen alle Menschen so aus wie du?«

Benjamin beantwortete alle Fragen, aber als es dann um die Unterschiede der Geschlechter ging, wurde es schwierig.

»Ich bin ein Junge«, meinte er und versuchte den Unterschied zwischen Jungen und Mädchen zu erklären.

»Sieht ein Mädchen denn anders aus als du?«, fragten die Teddymonster. Benjamin erklärte, dass Mädchen manchmal längere Haare hätten, aber sie verstanden ihn nicht. Er bemühte sich die Geschlechtsteile wie den Penis, die Hoden und eine Scheide zu beschreiben und fühlte sich dabei sehr unsicher. Aber als die kleinen Teddymonster ihn dann aufforderten, seine kurze Hose herunterzuziehen und ihnen den Penis und die Hoden zu zeigen, traute er sich nicht, denn dabei hätte er sich nun wirklich zu blöd gefühlt, auch wenn das alles so aufregend war. Es reichte ihm. War das alles nicht ohnehin nur ein Traum? So wie es aussah, waren die Teddymonster geschlechtslose Wesen, doch sich vor ihnen nackig zeigen, das wollte Benjamin nun wirklich nicht.

Er drehte sich um, ging zu seinem Raumschiff zurück und stieg ein. Als er sich jedoch noch einmal umsah, waren die zotteligen Teddymonster schon verschwunden. Sie waren genauso lautlos und schnell im Gummiboden nicht mehr da, wie sie gekommen waren, und er hörte nur noch ein leises Gemurmel. Ein wenig traurig, aber auch erleichtert schloss Benjamin die Tür, setzte sich ins Cockpit, drehte die Chipkarte herum und startete damit in Richtung Erde. Niemand, bestimmt wieder niemand, würde ihm seine Geschichte glauben. Nur gut, dass er ein wenig vom Teddymonsterfell in der Hosentasche hatte. Er griff hinein und fühlte die weiche, kuschelige Masse zwischen seinen Fingern.

Arbeitsvorschläge

1. Wie gefällt dir die Geschichte?
2. Wie fühlt sich Fell an? Wie fühlt sich Haut an? Wie fühlen sich Federn an? Wie fühlen sich Reptilien an? Wie fühlen sich Fische an? Etc.
3. Wie findest du die Teddymonster? *Vgl. die Teddymonster mit einem Teddybären. Die Teddymonster sind lieb und neugierig. Ihre Neugierde führt dazu, dass sie Benjamin bedrängen und nicht merken, dass der Junge sich peinlich fühlt, denn wer zeigt schon gerne einfach so seinen Penis einem Fremden.*
4. Was findest du an Benjamin gut?
5. Wie würdest du dich fühlen, wenn dir plötzlich Monster begegneten?
6. Warum geht Benjamin von den Teddymonstern weg? *Er möchte seinen Penis nicht zeigen.* Und das ist auch gut und richtig so. Da waren die Teddymonster nämlich blöd.
7. Benjamin sollte den Unterschied zwischen Jungen und Mädchen beschreiben. Wie würdest du das machen?
8. Welche Unterschiede gibt es zwischen Mädchen, Frauen, Jungen, Männern! *Nicht nur die Körperlänge macht den Unterschied, sondern auch die Behaarung, die Brustgröße, die Geschlechtsteile etc. Schreiben Sie die Begriffe an die Körperstellen und regen Sie das Kind auch an, Wörter zu nennen, die man eigentlich nicht sagen sollte, weil es verletzende oder auch Schimpfwörter sind, damit Sie dann gemeinsam überlegen können, welches das richtige Wort ist* (➜ **Arbeitsblatt 1**).
9. Wozu sind die verschiedenen Körperteile da. Was macht man mit ihnen? *Z. B.: Arme, Beine, Hände, Mund, Po, Scheide, Penis etc. Erfragen Sie nur das Wissen des Kindes!*
10. Wer darf dich nackt sehen? Gibt es Menschen, von denen du nicht ohne Bekleidung angesehen werden willst? Welche sind das? *Nehmen Sie die Aussagen des Kindes wertfrei an!*
11. Wo ist man normalerweise nicht angezogen? *(Badewanne, Dusche, Arzt etc.)*
12. **Wattespiele** (z. B.: Watte pusten, mit Watte streicheln, mit Watteflöckchen ein Teddymonster kleben.)
13. **Basteln mit Zauberwatte, Watte, Wolle** = *Klebebilder.*
14. **Ein Raumschiff basteln** (aus Schachteln, Knöpfen, Alufolie, Garn, Streichhölzern etc.)
15. **Spielen Sie das Radierspiel.** *Sie malen mit Bleistift einen Menschen und radieren eine Körperstelle aus, das Kind muss raten, was fehlt. Auch Sie dürfen raten und das Kind darf wegradieren.*
16. **Bilden Sie eine Wortkette:** *Wie beim »Kofferpacken« wird zusammengetragen, was zu* ***einem*** *Menschen gehört.*
17. Male ein Teddymonster!

18. **Kopieren Sie die Memorykarten mit den Körperteilen und schneiden Sie sie aus. Spielen Sie mit Ihrem Kind zusammen (➜ Arbeitsblatt 2).**
19. **Laufstrecke über verschiedene Materialien** (auch Polster, Luftmatratze, Kissen, Verpackungsmaterialien, Naturmaterialien).

Kapitel 2: Gefühle

Allgemeiner pädagogischer Hintergrund zum Thema Gefühle

Gefühle sind für jeden Menschen wichtig. Sie geben uns Orientierung und ermöglichen uns, Erlebtes einzuordnen. Die Palette der menschlichen Gefühle ist sehr vielfältig. Im Rahmen der Präventionsarbeit ist es deshalb wichtig, dass jedes Kind sich mit verschiedenen Empfindungen auseinandersetzt, sie kennen und benennen lernt.

Denn wenn ein Kind missbraucht wird, sieht es sich mit Gefühlen konfrontiert, die es nicht einordnen kann. Die Kinder spüren dann Angst, Traurigkeit, Ekel, Scham, Einsamkeit und Ohnmacht. Täter aber nennen ihr Handeln »schön« und behaupten, dass es »Spaß macht«. Das Kind wird hierdurch in der eigenen Wahrnehmung verunsichert und verliert das Vertrauen in die eigene Wahrnehmung. Es kann das, was es erlebt, nicht benennen und keiner bisherigen Erfahrung zuordnen. Deshalb kann das Kind nicht angemessen reagieren. Hilflosigkeit, Angst und Starre lähmen es und Sprachlosigkeit, Peinlichkeit und das verletzte Schamgefühl führen in Ohnmacht und Einsamkeit. Gerade aus dieser Situation gibt es für das Kind dann keine Fluchtmöglichkeit. Deshalb müssen Kinder lernen, ihre eigenen Gefühle bewusst wahrzunehmen, um sicher zu sein, dass ihre Wahrnehmung richtig ist. Nur wenn ein Kind Zugang zu den eigenen Gefühlen hat und sie richtig deutet, bleibt es handlungsfähig.

Gerade hinsichtlich des vorherrschenden Selbstverständnisses von Jungen bedeutet das, dass sie ohne diese Fähigkeit Schwäche verstecken müssen. Sie verleugnen ihre Angst und so müssen sie ihre Erlebnisse verschweigen und verstummen.

Jungen wollen mutig und stark sein. Traurigkeit, Einsamkeit oder psychische Verletzungen hingegen sind Gefühle, zu denen Jungen auch heute noch nicht gut stehen können, weil sie nicht schwach erscheinen wollen. Sie setzen sich damit sonst leicht dem Spott der anderen aus, denn in der Gruppenwertung zählen die Macht der Clique und der Sieg des Einzelnen.

Hinzu kommt, dass Jungen oft wissen, dass es homosexuelle Beziehungen gibt (auch Jungen erleben sexuellen Missbrauch eher durch Männer oder Jungen als durch Frauen und Mädchen). Weil dies in unserer Gesellschaft noch immer nicht akzeptiert wird, führt dies bei Jungen zu großer Unsicherheit. Die Angst, nun kein »richtiger« Mann mehr zu werden, ist für die Jungen sehr bedrückend, denn die Männlichkeit wird gerade in Jungengruppen sehr hoch gewertet.

Kinder müssen lernen, dass sie schwach sein dürfen, ohne an Wert zu verlieren. Sie müssen die eigenen Schwächen und die Schwäche anderer akzeptieren lernen. Sie müssen erkennen, wie viel Stärke und Mut dazugehört, Schwäche und Ohnmacht zuzugeben, mit der Schwäche und den Sorgen anderer Kinder umzugehen und sich gegenseitig dabei zu helfen.

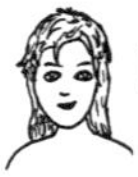

Mädchen: *»Wild und wütend macht stark und mutig«*

Pädagogischer Hintergrund

Monique ist ein Mädchen, wie es viele gibt. Und so, wie es viele erleben, hat sie Probleme mit den Kindern aus der Klasse. Für diese Kinder ist das Spiel von Tom nur Spaß. Er kneift Monique immer in den Po und lacht sie aus, wenn sie weint. Die anderen Kinder finden das lustig. Monique aber entwickelt Ängste und isoliert sich zunehmend.

Sie sagt auch nichts der Mutter.

Doch bereits in solchen Situationen müssen Mädchen lernen, sich keinerlei Übergriffe gefallen zu lassen, auch nicht im Spiel. Die Mädchen haben das Recht, Grenzen zu setzen, wenn ihre Gefühle verletzt werden. Deshalb sollte jedes Mädchen seine Gefühle ernst nehmen dürfen und die Erwachsenen sollten sie dabei unterstützen.

Nur wenn die Mädchen sich in alltäglichen Dingen auf die Hilfe eines Erwachsenen verlassen können, werden sie diesen auch Missbrauchserlebnisse anvertrauen können.

In der Geschichte hilft eine Fee. Durch einen Traum der Fee Lara findet Monique einen Weg in eine Handlungsfähigkeit. Endlich kann sie sich abgrenzen, denn Gefühle wie Wild-und-wütend-sein machen stark und mutig.

Sie bekommen über die Geschichte die Möglichkeit, mit dem Mädchen über ihre Gefühle und Erlebnisse zu sprechen, denn nur wenn man sich als Gesprächspartner auch für belastende Gefühle anbietet, können Kinder offen reden, ohne Angst, ausgelacht oder nicht ernst genommen zu werden. Zeigen auch Sie sich verletzlich, erzählen Sie eventuell über eigene Erlebnisse und stärken Sie damit die Vertrauensebene zwischen sich und dem Kind.

Wild und wütend macht stark und mutig

In einem großen Wald am Rand der Stadt lebte die kleine Fee Lara. Sie war sieben Jahre alt und ging jeden Morgen in die Feenschule. Dort lernte Lara, Menschen zu helfen, die Sorgen haben, denn dafür sind gute Feen da. Als sie schon viel über Sorgen und Gefühle der Menschen gelernt hatte, bekam Lara ihre erste Aufgabe gestellt: Monique, ein kleines Mädchen mit blonden Harren, einer spitzen Nase und einer pummeligen Figur, war in letzter Zeit oft traurig. Sie spielte nicht mehr, sie freute sich nicht mehr auf die Schule und sogar das Essen wollte ihr nicht schmecken.
Die Mutter fragte Monique immer wieder: »Mein Mäuschen, was hast du nur? Irgendetwas macht dir doch Kummer.« Doch sie antwortete ausweichend: »Gar nichts, Mama. Es ist alles in Ordnung.« Sosehr die Mutter es versuchte, sie wusste nicht mehr weiter, denn Monique war es viel zu peinlich, darüber zu reden, was ihr Kummer machte.

Lara sollte nun herausfinden, was Monique bedrückte. Sie sollte ihr helfen, wieder fröhlich zu sein. Und weil selbst eine Fee wie Lara ein Kind nicht einfach fröhlich zaubern kann, musste sie sich etwas einfallen lassen. Sie flog also in die Stadt. Hier lebte Monique in einem großen, blauen Hochhaus in der Blumenstraße, fünfte Etage. Lara plante erst einmal, Monique zu beobachten. Für eine Fee ist das ganz einfach, denn die Menschen können sie nicht sehen. Sie begleitete Monique heimlich zur Schule, saß mit ihr im Unterricht, schaute ihr später beim Mittagessen zu und ließ sie auch bei den Hausaufgaben nicht aus den Augen. Vom Küchenfenster aus sah sie mit ihr den Kindern zu, die vor dem Haus spielten. Dort war auch Tom. Er ging mit Monique zusammen in die erste

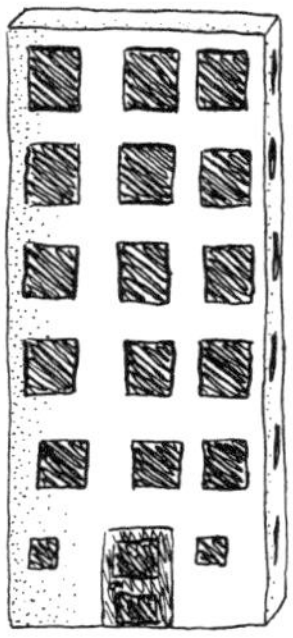

Klasse. Tom erfand draußen tolle Spiele und gab immer den Ton an. Alle hatten Spaß, aber Monique saß nur da und schaute lustlos zu. Lara überlegte und grübelte. Aber ihr wollte nicht einfallen, wieso Monique nicht zu den anderen hinunterging.

Doch schon am nächsten Morgen machte sie eine wichtige Beobachtung. Auf dem Schulhof sah Lara, wie Tom hämisch grinsend zu Monique kam, ihr in die Wange kniff, und als sie sich wegdrehte, landeten seine Finger an ihrem Po. Monique lief weg, aber er lief hinterher und machte sich über sie lustig. Auch die anderen lachten sie aus. Das Po-Zwicken tat zwar nicht sehr weh, aber sie fühlte sich damit ziemlich blöd.

Sie traute sich auch nicht, sich zu wehren, denn sie dachte, dass Jungen nun mal stärker sind. Dann hoben die anderen auch noch ihren Rock hoch. Sie ärgerte sich, dass sie der Mutter nicht gesagt hatte, dass sie lieber eine Hose anziehen wollte. Sogar die Mädchen lachten sie aus, weil sie sich alles gefallen ließ und nun dastand und weinte. So hilflos fühlte sie sich. Nun schubsten die Jungen sie auch noch hin und her und riefen: »Heulsuse, Heulsuse!«

Sie lief hinter die Mauer des Pausenhofs und endlich ließen sie sie in Ruhe. Die anderen spielten ohne sie Mädchen- und Jungenfangen.

Nun wusste Lara, warum Monique immer so traurig war. Sie musste lernen, sich zu wehren. Erst dann würde sie wieder lachen können. Sie musste fühlen, wie stark und mutig Mädchen sind. Und dazu schickte Lara ihr in dieser Nacht einen Traum.

Es war kein schöner Traum, denn Tom kam darin vor und wie immer zwickte er ihr frech in den Po. Schon spürte Monique Angst und Panik in sich aufsteigen. Sie wagte kaum zu atmen, doch da kam plötzlich ein neues Gefühl.

Eine Riesenwut stieg in ihr hoch und breitete sich in ihrem ganzen Körper aus. Die Wut saß in ihrem Bauch, im Kopf, in den Armen und in den Beinen. Heftig stampfte sie mit dem Fuß auf und schrie, so laut sie konnte: »Lass mich sofort in Ruhe!« Sie war zornig, wild und wütend, so dass sie ihre Angst und Traurigkeit vergaß. Und das – fühlte sich supergut an! Mit diesem Gefühl fühlte sie sich stark.

Sie reckte sich und schrie weiter:

»Hör mit der blöden Kneiferei auf! Das ist bescheuert.! Und wenn ... wenn du mich noch einmal zwickst, dann hau ich dir eine runter!« Die anderen Kinder standen da und staunten. Auch Tom war ganz verdutzt. Und dann sagte er plötzlich: »Los, spiel doch mit uns.«

Als Monique am nächsten Tag aufwachte, musste sie sofort an ihren Traum denken. Wenn sie es so machen würde, könnte das helfen? Auf dem ganzen Schulweg überlegte sie, kämpfte gegen ihre Angst und sagte sich immer wieder: »Ich bin stark und mutig, denn ich kann wild und wütend werden!«

»Ob Tom mich in Ruhe lässt, wenn ich ganz wild und wütend bin?«, murmelte sie vor sich hin.

Inzwischen war sie auf dem Schulhof. Unsicher stellte sie sich in die Ecke. Tom spielte und beachtete sie gar nicht. Erst in der Pause war es dann so weit. Lachend kam er auf sie zu und hob schon die Hand, um sie zu zwicken. Aber plötzlich reckte sich Monique, wurde groß und stark und schrie ihn an:

»Hau ab und lass mich zufrieden! Ich will das nämlich NICHT! Kapierst du das endlich?« Wild und wütend schleuderte sie Tom ihren Zorn entgegen. Doch dem machte das erst mal gar nichts aus. Er kam näher und hänselte:

»Heulsuse, ich pack dir trotzdem an den Po.« Doch Monique ließ sich diesmal nicht einschüchtern. Sie schmetterte ihm stolz entgegen:

»Wenn du das machst, dann fass ich dir an deinen Penis.«

»Das schaffst du nicht«, lachte Tom, ging aber lieber schon einen Schritt zurück.

Das machte Monique Mut. Sie ging auf ihn zu und brüllte: »Merkst du, wie bescheuert das ist? Du magst nicht, dass dich jemand kneift und betatscht, und ich mag das auch nicht. Hast du das endlich kapiert?«

Tom war verblüfft. Ihm fiel nichts mehr ein. Sekundenlang standen alle bewegungslos da. Dann ergriff Monique die Initiative und meinte: »Jetzt ist Schluss mit der Kneiferei. Und zwar endgültig. Ich lasse dich in Ruhe und du lässt mich in Ruhe. Dann können wir auch mal zusammen Jungen- und Mädchenfangen spielen. Ich lauf weg und du fängst mich, in Ordnung?«

Schon kurze Zeit später spielten sie alle zusammen Fangen. Und Monique war dabei.

Als sie an diesem Abend im Bett lag, staunte sie immer noch, wie toll es war, wild und wütend zu sein. Das machte sie so schön stark und mutig. Ein wunderbarer Tag ging für sie zu Ende. Es hatte viel Spaß gemacht, mit den anderen zu spielen. Sie fühlte sich glücklich und freute sich auf den nächsten Schultag. Wenn wieder einmal jemand versuchte, ihr Angst zu machen, dann wollte sie einfach wild und wütend werden und sich nichts mehr gefallen lassen. Von niemandem. Auch nicht von Erwachsenen. Wie gut, dass ihr Traum sie auf diese Idee gebracht hatte.

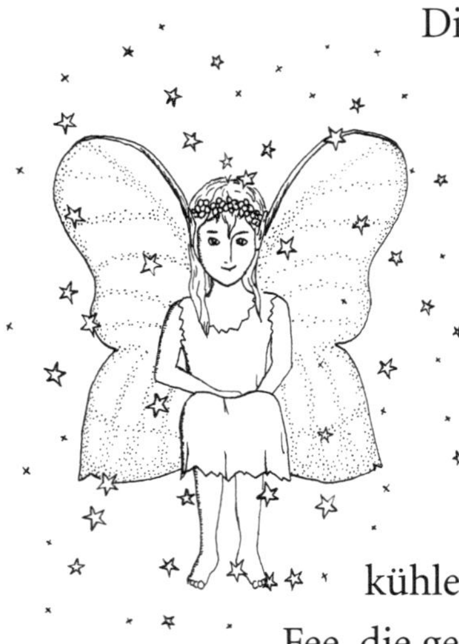

Die kleine Fee Lara hatte ihre Aufgabe erfüllt. Sie saß am Fußende von Moniques Bett und sagte ihr heimlich und leise auf Wiedersehen. Von nun an würde Monique sich wehren können, wenn ihr jemand etwas tat, was sie nicht wollte. Da war Lara ganz sicher. Und wenn Monique wieder einmal schlimme Sorgen hätte, dann würde Lara wiederkommen und ihr einen neuen Traum schicken.

Kurz bevor Monique einschlief, spürte sie, wie ein kühler Hauch über ihre Stirn strich. Das war die kleine Fee, die gerade wegflog und nun zurück in den Wald zur Feenschule schwebte.

Arbeitsvorschläge

1. Monique wird wild und wütend. Sie wehrt sich. Wie findest du das?
2. Wie fühlt sich Monique, als Tom ihr in den Po zwickt? *Sie hat Angst und ist traurig. Sie fühlt sich alleine und schämt sich.* Wie würdest du dich fühlen? Hast du so etwas auch schon mal erlebt?
3. Welche Spiele draußen kennst du eigentlich, z. B. in der Pause? Welche machen dir Spaß, welche nicht?
4. In der Schule lernen Kinder rechnen, schreiben und lesen. Was lernen die Feen? Hast du das behalten? *Feen lernen Menschen zu helfen, die Sorgen haben.*
5. Monique fühlt sich traurig und hat Angst. Welche Gefühle kennst du noch? *Einsam, alleine, fröhlich, glücklich, albern, erschreckt, zornig, wütend, müde etc.* Welche Gefühle sind schön und welche blöd?
6. Was machst du, wenn du Angst hast? *Verstecken, zu Mama oder Papa gehen, weinen etc.*
7. Hattest du auch schon mal einen Alptraum? Erzähle ihn! Bestimmt hattest du auch schon mal einen schönen Traum!
8. Warum macht Tom mit dem blöden Spiel immer weiter? *Ihm ist es egal, dass er Monique Angst macht. Er hat sogar Spaß daran und das ist sehr blöd.*
9. Wie lernt Tom, dass er mit dem blöden Spiel aufhört? *Monique wird wild und wütend. Sie will sich das nicht mehr gefallen lassen und sagt das ganz klar.* Hätte Tom nicht aufgehört, was hätte Monique dann machen können? *Hilfe holen bei der Mutter oder bei der Lehrerin.*
10. Male Gefühlsgesichter! Wie sieht jemand aus, der glücklich, traurig, wütend, einsam, erschreckt, ängstlich ist? *Jedes Mal ist der Gesichtsausdruck anders.* Mache selbst einmal so Gesichter nach! Male eine Fee!
11. Kennst du andere Märchen, in denen Feen vorkommen? *Dornröschen.* Sind da alle Feen lieb? Wie ist das bei Menschen? *Auch hier gibt es liebe und böse und man sieht ihnen das nicht an.* Bestimmt gibt es auch Menschen, die du nicht magst! Welche sind das und warum magst du sie nicht.
12. Kopieren Sie die Memorykarten mit den Gefühlsgesichtern und schneiden Sie sie aus. Spielen Sie mit Ihrem Kind zusammen (➜ Arbeitsblatt 3).
13. Such dir ein Spiel aus, das du gerne spielst, und spiele es.
14. Magst du dir einen Feenhut basteln? Du brauchst dazu Pappe und alte Gardinen.
15. Sammle Steine für blöde und schöne Gefühle und lege jedes Mal einen in den Korb, wenn du ein schönes oder blödes Gefühl hast. Du wirst dich wundern, wie viele Steine da an einem Tag zusammenkommen.
16. Übe einmal ganz laut zu rufen: »Hau ab, du, lass mich in Ruhe!«

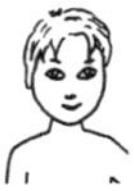

Jungen: *»Die Ritter und das Ungeheuer«*

Pädagogischer Hintergrund

Zwei unterschiedliche Brüder, die Zwillinge Philipp und Lukas, geraten in eine gefährliche Lage. Mit einer Zeitmaschine landen sie in der Vergangenheit und hören, dass ein gefährliches Ungeheuer ein ganzes Königreich bedroht. Es nimmt Kinder mit sich und die Kinder reden nicht über das, was sie erlebt haben. Traumatische Erlebnisse machen stumm und schon viele Ritter versuchten vergeblich das Ungeheuer zu besiegen.

Philipp wägt alle Risiken ab und Lukas stürzt sich unüberlegt immer wieder in Probleme. Er kennt keine Angst und ist ein rechter Prahlhans. Die unterschiedlich erlebten Gefühle der beiden führen zu verschiedenen Handlungsstrategien. Lukas läuft in die Gefahr hinein. Sein Mut verhindert eine objektive Sichtweise und Philipp rettet ihn, weil er zu seiner Angst steht und deshalb überlegt handelt. Er fühlt seine Ängste und Unsicherheit, akzeptiert die Gefahr. Der Überlegenheit des Ungeheuers begegnet er mit seiner Angst und deshalb mit der nötigen Vorsicht. So kann er das Ungeheuer besiegen und seinen »über-mutigen« Bruder retten, der seine Kräfte und Möglichkeiten überschätzt. Vor ihm haben schon viele mutige Ritter das versucht, doch ihnen fehlte die Angst, denn es gehört großer Mut dazu, zur eigenen Angst zu stehen.

Das Ungeheuer selbst handelt auch aus Unsicherheit. Ihm fehlt der richtige Lebensraum. Das macht sein Handeln aber nicht akzeptabel.

Die Befreiung des Königreiches gelingt nicht durch den Kampf, sondern durch die Akzeptanz der Angst und deren durchaus positive Effekte.

Die Geschichte hat das Ziel, dass der Junge im Gespräch mit Ihnen lernt, seine Gefühle wie Angst, Einsamkeit, Ohnmacht, Trauer und Schwäche zu akzeptieren bzw. einräumen zu können. Impulsgesteuertes Verhalten führt oft zu unbeabsichtigten Folgen.

Die Ritter und das Ungeheuer

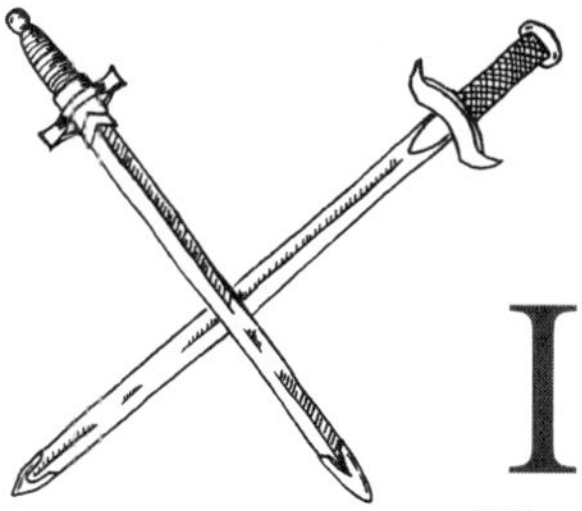

Im Zeitalter der Zeitmaschinen lebten einst zwei ungleiche Brüder.

Eigentlich waren sie Zwillinge, aber sie unterschieden sich in vielem. Lukas war blond, klein, zierlich und wendig. Philipp war dunkelhaarig, groß, kräftig und eher ungeschickt. Aber auch in ihrer Art waren sie sehr verschieden. Der kleine war mutig – sogar übermutig, der große war ängstlich, was letztlich auch gut so war. Die beiden hatten, wie viele andere Jungen in dieser Zeit auch, ein Spielzeug, mit dem sie in die Vergangenheit reisen konnten, und so wie Brüder nun einmal sind, stritten sie schon wieder miteinander, weil sie sich nicht auf ein gemeinsames Ziel einigen konnten.

Lukas wollte ins Zeitalter der Ritter, Philipp in die Steinzeit. Lukas, der fast immer seinen Kopf durchsetzte, erreichte, dass Philipp das Jahr 1070 programmierte. Aufgeregt setzten sie sich auf ihre Plätze, legten die Sensoren an und schlossen erwartungsvoll die Augen. Es dauerte nicht lange, da summte die Maschine, in ihren Ohren zischte es, vor ihren Augen zuckten Blitze und ein Farbenspiel sprühte wie ein Feuerwerk um sie herum und dann war alles wieder ruhig. Lukas und Philipp waren im Zeitalter der Ritter angekommen.

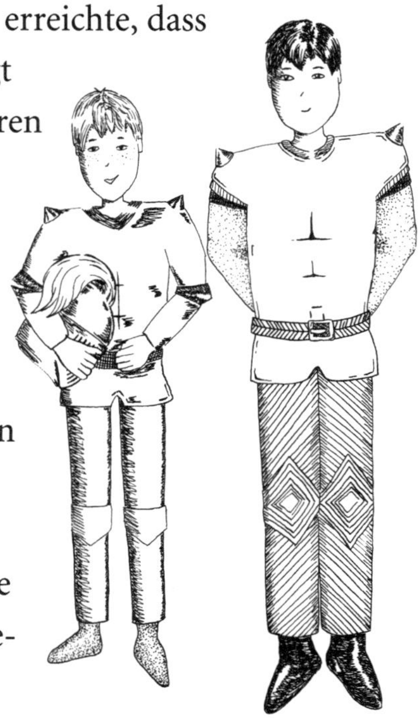

Als die Brüder sich ansahen, trugen sie zwei nagelneue Ritterrüstungen. Lukas machte einige Schritte und das Blech klapperte bei jeder Bewegung. Philipp klappte sein Visier herunter und bewegte seine Finger, die in einem Eisenhandschuh steckten. Plötzlich standen sie inmitten dichten Nebels, so dass Philipp kaum mehr seine Finger sehen konnte. Als die Sicht wieder klar war, waren beide auf einem Weg und neben ihnen weideten, an einen Zaun gebunden, zwei Ponys. Philipp und Lukas gingen zu ihnen, aber das war gar nicht so einfach, denn die Rüstungen waren schwer und steif. Am Zaun lehnten auch kleine Schwerter, Lanzen und Schilde. Sie legten die Waffen an und stiegen unbeholfen auf ihre Ponys, weil das nämlich mit einer Rüstung immer schwierig ist.

Stolz ritten sie los. So kamen sie in ein Dorf und auf dem Marktplatz verkündete gerade ein Herold für seinen König:

»In den Kellern des Schlosses lebt ein wildes Ungeheuer. Der Ritter, der den König und sein Reich von diesem Ungeheuer befreit, soll fürstlich belohnt werden!«

Lukas jubelte: »Ist das super, ich werde das Ungeheuer besiegen! Ich werde es so und so einfach umhauen«, prahlte er und dabei fuchtelte er wild mit seinem Schwert in der Luft herum und rief noch: »Ich werde der stärkste und mutigste Ritter aller Zeiten!« Und schon gab er seinem Pony die Sporen und fegte davon.

»Mein Schwert ist auch nicht übel«, begutachtete Philipp seine Waffe und fuhr prüfend mit dem Finger an der Schneide entlang. Er hob das Schwert mit beiden Händen und hieb mit einem Schlag einen Ast ab.

»Gut getroffen, ein hervorragendes Schwert«, lobte ein vorbeikommender Ritter, der auch den Aufruf des Herolds mitgehört hatte, »aber ob das für einen Sieg über das schreckliche Ungeheuer reicht?«, zweifelte er.

»Was weißt du über das Ungeheuer?«, fragte Philipp und der Fremde ließ nicht auf eine Antwort warten.

»Es soll riesengroß sein und gewaltige Zähne haben. Es greift sich Kinder mit seinen spitzen Krallen und nimmt sie mit. Keiner weiß, was es mit den Kindern macht, denn wenn sie wieder zurückkehren, sind sie stumm.«

Philipp zögerte. Der Mut hatte ihn völlig verlassen. Diesem Ungeheuer wollte er lieber nicht begegnen. Sollte sein Bruder doch das Abenteuer alleine erleben, auch wenn dieser ihn dann wieder auslachen würde. Er wusste, dass es klüger war, sich nicht in Gefahr zu begeben. Doch konnte er Lukas alleine lassen? Musste er ihn nicht wenigstens warnen?

Sein Bruder jagte schon weit voran. Philipp überblickte den Weg, trieb sein Pony an und ritt eine Abkürzung über die Wiesen. Als er Lukas eingeholt hatte, erzählte er, was er gehört hatte, aber sein Bruder machte sich nur lustig über ihn.

»Pah, du bist ja nur wieder mal ein Angsthase«, machte er sich über Philipp lustig, »schließlich sind wir jetzt Ritter, was sollte uns da schon passieren?«

»Wir wären nicht die ersten Ritter, die gegen das Ungeheuer antreten«, mahnte Philipp, doch Lukas hob sein Schwert, ließ es zischend durch die Luft sausen und antwortete:

»Ich hab ein supertolles Schwert und eine echt coole Rüstung! Ich werd's dem Ungeheuer schon zeigen, denn ich bin ein Held und kenne keine Angst!«

Philipp saß auf seinem Pferd und rief noch: »Halt!«, aber Lukas hetzte lachend davon.

Philipp wartete, setzte aber dann doch seinem Bruder nach, der schon im Keller des Schlosses verschwunden war, als er ankam. Auch wenn sein Bruder ihn immer ärgerte und auslachte, konnte er ihn doch nicht alleine lassen!

Philipp setzte sich auf die Stufen und dachte nach. Dann zog er seine Rüstung aus, damit es nicht so klapperte und schlich leise die Kellertreppe hinunter. Pechfackeln leuchteten nur schwach ins Gewölbe hinein. Im dämmerigen Licht tastete er sich vorwärts. Es roch nach Feuer und Schwefel. Seine Augen gewöhnten sich langsam an die Dunkelheit und er sah Gerümpel, alte Truhen und Fässer. Dann war er plötzlich in einer Nische, in der das Ungeheuer sein Lager hatte. Lauter Lumpen machten es weich. Philipp versteckte sich, behielt aber das Lager aufmerksam im Auge. Die Zeit verging unendlich langsam. Immer wieder sah er auf seine beleuchtete Digitaluhr und kramte in seinen Hosentaschen. Er fühlte Kronkorken, Sicherheitsnadeln, Gummibänder, Steine, sein Taschenmesser und – eine Tube Sekundenkleber. Da plötzlich hatte er eine Idee.

Als das Ungeheuer endlich kam, blieb Philipp in seinem Versteck. Das Ungeheuer war gar nicht so groß, wie die anderen gesagt hatten, aber es hatte acht Arme, wie eine Spinne, zwei Sprungbeine wie ein Känguru und auf seinem Körper glänzten Schlangenschuppen. Im Feuerschein seines Atems sah Philipp einen massigen Kopf mit Elefantenzähnen und großen Fliegenaugen, die in alle Richtungen sehen konnten. Philipp duckte sich noch tiefer in sein Versteck, als das Ungeheuer in seine Richtung sah. Vor Angst zitterte er. Fast schlugen seine Zähne aufeinander und er machte sich vor Angst in die Hose. Warm lief es an seinen Beinen herunter, aber das Ungeheuer hatte ihn nicht entdeckt. Es legte sich nieder und leckte seine Wunden, die es am ganzen Körper vom Kampf mit Rittern zurückbehalten hatte, bis es endlich schlief.

Lange wagte Philipp nicht, sich zu bewegen, dann schlich er sich ganz langsam heran und tropfte seinen ganzen Sekundenkleber unter den Schwanz des Ungeheuers.

Als das Ungeheuer danach erwachte, wütete und tobte es, aber kam nicht los. Es schlug mit den Armen, es sprang mit den Beinen, es brüllte und zerrte am Schwanz, bis es den Kampf erschöpft aufgab.

Da kam Philipp hinter der Truhe hervor und redete mit dem Ungeheuer. Er stemmte die Hand in die Hüfte und sagte: »Wenn du mir meinen Bruder zurückgibst, schneide ich dich los!«

»Du wagst es, dich mir zu widersetzen, du jämmerliches Menschlein«, schnaubte das Ungeheuer und spie seinen feurigen Atem, aber Philipp gab nicht auf, bis das Ungeheuer endlich einlenkte und das Kellergewölbe verriet, in dem es Lukas gefangen hielt.« Philipp ging hin und befreite ihn und Lukas war erst einmal recht kleinlaut.

Dann schlug Philipp dem Ungeheuer vor, dass er es mit seiner Zeitmaschine in das Zeitalter der Ungeheuer bringen könnte, damit es Freunde hätte und nicht immer die Kinder erschrecken und gegen die Ritter kämpfen müsste. Er erklärte ihm, dass Ungeheuerspiele nur etwas für Ungeheuer und nichts für Menschenkinder wären. Das Ungeheuer wunderte sich, dass Philipp so viel wusste, und freute sich.

Als Philipp und Lukas danach ihr Zeitreisespiel beendeten, war es aber Lukas, der über seinen Kampf mit dem Ungeheuer prahlte: »So habe ich zugestochen und so weit spritzte sein blaues Blut aus der Wunde!« Philipp ließ Lukas erzählen und steckte vorsichtshalber eine neue Tube Sekundenkleber in seine Hosentasche.

Arbeitsvorschläge

1. Warum besiegt Philipp das Ungeheuer? Warum besiegt Lukas das Ungeheuer nicht? *Philipp denkt nach, bevor er handelt. Seine Angst macht ihn vorsichtig.*
2. Welcher der beiden Brüder ist mutiger? Warum erreicht Philipp das Ziel? *Lukas ist mutiger, aber er überlegt nicht, wie gefährlich das ist.*
3. Wann hattest du schon einmal Angst? Angst ist nämlich ganz wichtig. Sie macht uns vorsichtig. *Bei Gewitter, durch einen Alptraum, wenn man alleine ist, wenn man bedroht wird, im Straßenverkehr etc.*
4. Was glaubst du, warum die Kinder, die vom Ungeheuer zurückkommen, nicht reden? *Ihnen fehlen die Worte – sie sind sprachlos, sie trauen sich nicht zu reden, sie schämen sich, alles war so schlimm, das Ungeheuer hat es vielleicht verboten, sie haben Angst etc.*
6. Wie denkst du über einen Jungen, der Angst hat? Wie denkst du über Kinder, die einen Jungen auslachen, weil er weint, traurig ist, Angst hat? – Wie würdest du dich in einer solchen Situation fühlen?
7. Hast du auch schon mal ein Spiel mit jemandem gespielt, das du blöd fandest? Was machst du dann?
8. Ist der Kampf gegen deine Angst oder gegen einen anderen Jungen schwieriger?
9. Wie stellst du dir den Planeten der Ungeheuer vor?
10. Beschreibe mit geschlossenen Augen, wie sich ein Kuscheltier anfühlt. Beschreibe seinen Körper und das Material, aus dem es hergestellt ist. Wie mag sich das Ungeheuer anfühlen?
11. Welche Helden und Vorbilder kennst du? Was findest du an ihnen toll?
12. Bau dir aus einem großen Karton, Alufolie und evtl. Sperrmüll eine Zeitmaschine.
13. Male Gefühlsgesichter! Wie sieht jemand aus, der glücklich, traurig, wütend, einsam, erschreckt, ängstlich ist. *Jedes Mal ist der Gesichtsausdruck anders.* Mache selbst einmal solche Gesichter nach!
14. Forme aus Knete oder Ton das Ungeheuer!
15. Geh in den Keller und leuchte in alle Winkel mit einer Taschenlampe. *(Wenn du dich unsicher fühlst, nimm jemanden mit!)*
16. Kopieren Sie die Memorykarten mit den Gefühlsgesichtern und schneiden Sie sie aus. Spielen Sie mit Ihrem Kind zusammen (➜ Arbeitsblatt 3).
17. Besuche ein Museum, eine Burg und sieh dir Ritterrüstungen, Schwerter und Schilde an!

Kapitel 3: Berührungen

Allgemeiner pädagogischer Hintergrund zum Thema Berührungen

In der präventiven Arbeit soll das Kind lernen, dass sein Körper ihm gehört. Das heißt, das Kind weiß am besten, was seinem Körper guttut, welche Berührungen es mag und welche Gefühle es dabei hat.

Nur wenn sich das Kind dessen bewusst ist, kann es einen Missbrauch einordnen und sich vor missbräuchlichen Berührungen am Körper möglichst frühzeitig schützen. Deshalb muss das Kind ermutigt werden »hinzuspüren« und sollte Zuwendungen bewerten lernen.

Dazu gehört es, in der alltäglichen Erziehung die Körpergrenzen eines Kindes zu bemerken, zu erfragen, zu beachten. Sperrt es sich etwa bei einer Berührung oder weicht zurück, ist es gut, das zu verbalisieren: »Ach, du magst da nicht angefasst oder gestreichelt werden. Das ist in Ordnung. Du kannst es mir sagen, dann achte ich darauf und lasse es sein.«

Berührungen erleben Kinder über Kuscheln, Streicheln, Küssen, Drücken, Kraulen und aggressive Handlungen, wie Raufen, Schlagen, Boxen, Kämpfen, Toben, Kratzen und Treten. Kuscheln ist eigentlich positiv besetzt, kann aber von Tätern durchaus negativ ausgenutzt werden. Da die aggressiven Handlungen leichter negativ eingeordnet werden können, fällt es dem Kind viel schwerer, zärtliche Zuwendung eines Täters negativ zu bewerten. Gerade Mädchen kuscheln gerne und Täuschungen fallen Tätern erst einmal leicht. Jungen lassen sich häufig eher heimlich kuscheln und verweigern die Wünsche der Erwachsenen eher. Sie lassen sich aber gerne auf Raufspiele ein, die auch von Tätern zu Missbrauchshandlungen genutzt werden.

Sexualisierte Berührungen finden in der Regel am Körper des Kindes oder am Körper des Erwachsenen statt. Dies können Küsse sein, Streicheln, Kraulen, Kitzeln, die sich spielerisch durch einen Täter auf die Genitalbereiche ausweiten. Die Kinder erleben Scham und Ekel. Sie reagieren verunsichert, weil sie zum einen nicht wissen, was ihnen geschieht, und weil der Täter die Handlungen oft umdeutet und dem Kind signalisiert, dass es Spaß macht und er das Kind besonders liebt. Zärtlichkeiten bzw. Raufspiele sind für das Kind von der Grunderfahrung her positiv besetzt. Sie schweigen deshalb darüber, auch wenn der Täter kein Schweigegebot ausspricht. Das zentrale Lebensgefühl betroffener Kinder in solch einer Situation ist Angst.

Vor allen Dingen für Jungen ist es schwer, einen Missbrauch einzuräumen, weil ein Junge nicht schwach sein will. Das Gefühl von Schwäche und Ohnmacht isoliert die

Opfer und lässt Jungen und Mädchen über die Erlebnisse oft über Monate und Jahre schweigen. Würde ein Junge erzählen, müsste er Schwäche zugeben, würde ein Mädchen erzählen, verstärkt sich in der Regel die Angst.

Da Täter ihre Opfer immer in die Handlungen mitverstricken, fühlt das Opfer sich oftmals mitschuldig und auch der Täter vermittelt, dass das Kind ja mitgemacht habe oder sogar die eigentliche Schuld habe, denn das Kind merkt erst später, dass die Zuwendung, die es vom Täter bekam, nicht lieb und schön ist. Durch verdrehte Aussagen verschleiern Täter ihre Handlungen

Bei Jungen kann es auch sein, dass sie durch sexuelle Übergriffe durch einen Mann auch die Sorge haben, homosexuell zu sein, wenn sie selbst mit einer Erektion reagierten. Alle Jungen, die mir in der Praxis begegneten, litten mehr oder weniger unter diesen Ängsten und brauchten Unterstützung, um von ihren Gefühlen zu berichten und zu sehen, dass sie nicht selbst die Schuld haben.

Sexuelle Berührungen haben immer nur die Bedürfnisbefriedigung und das Machtgefühl des Täters zum Ziel.

Kinder können diese Übergriffe nicht einordnen, fühlen sich beschämt und versuchen, solche Erlebnisse zu verdrängen, sie zu verleugnen.

Durch sexuellen Missbrauch werden Kinder mit einer nicht altersgemäßen Form von Sexualität konfrontiert. Dies kann zu einer Störung ihrer sexuellen Entwicklung führen. Betroffene Kinder reagieren häufig mit einem verstärkt sexualisierten Verhalten. Es kann passieren, dass sie versuchen, ihre »sexuellen Erfahrungen« über das Spiel mit anderen Kindern zu verarbeiten. So können Spiele und Kontakte, wie Doktorspiele und Zärtlichkeiten etc., zwischen Kindern zu nicht altersgemäßem Tun führen, wenn das betroffene Kind mit den Missbrauchserfahrungen alleine bleibt.

Die Sexualität unterliegt einem altersgemäßen Reifungsprozess. Je nach Alter nehmen die Genitalien einen mehr oder weniger wichtigen Raum ein. So vergleichen Jungen ihre Genitalien und spielen ›Pinkelspiele‹. Mädchen spielen Doktorspiele. Erwachsenensexualität ist anders.

Um nicht langfristig Opfer sexuellen Missbrauchs zu sein, braucht ein Kind ein Wissen um die Dinge, die ihm begegnen können, damit es sie benennen kann und sich Hilfe holt. Kinder brauchen Worte, um ihren Erlebnissen einen Ausdruck zu geben. Eine Definition sexuellen Missbrauchs gibt Kindern die Möglichkeit, Erlebnisse einzuordnen, zu bewerten, sich nicht alleine zu fühlen, um sich dann Hilfe holen zu können. (Siehe Einleitung Seite 11, 5: Präventionsarbeit mit Mädchen und Jungen.)

Beim Thema Berührungen bietet es sich an, den Begriff »sexueller Missbrauch« einzuführen und kindgemäß zu erklären. (Siehe Einleitung Seite 13, 7: Arbeitshinweise.)

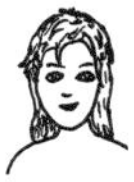

Mädchen: *»Die kleine Zischhexe«*

Pädagogischer Hintergrund

Die kleine Zischhexe erlebt durch ihren Vater, einen großen und mächtigen Zauberer, Übergriffe auf ihren eigenen Körper. Er krault ihr nicht nur den Rücken, was für sie schön ist, sondern er berührt auch ihre Brust und den Scheidenbereich. Ihre Abwehr beachtet er nicht. Hilfloses Erstarren der kleinen Zischhexe ist die Folge, denn die Autorität des Vaters ist zu groß.

In der Schule erfährt die Zischhexe, dass es verboten ist, was der Vater macht. Die Lehrerin stellt sich auf ihre Seite und die kleine Zischhexe begegnet dem Vater daraufhin mit neuem Selbstbewusstsein.

Man muss sich bewusst machen, dass Väter und Stiefväter eine relativ große Tätergruppe stellen. Sie haben gute Möglichkeiten, engen Kontakt zum Kind herzustellen, und können so das Vertrauen des Mädchens leicht missbrauchen. Kinder verstummen und verschweigen ihre Erlebnisse, weil ihnen zum einen die Worte fehlen für das, was sie erleben, zum anderen wollen sie die »Liebe« der Bezugsperson nicht verlieren.

Erst als die kleine Zischhexe um die Existenz von sexuellem Missbrauch erfährt, wird sie handlungsfähig und kann sich abgrenzen. Vorher verfiel sie in eine Art Starre und ließ die Dinge geschehen. So erleben das auch Mädchen.

Durch die Lehrerin der Zischhexe wird den Mädchen auch vermittelt, dass sie über ihren Körper selbst bestimmen dürfen. Sie lernen, dass sie ein Recht darauf haben, sich aus Situationen des Missbrauchs zu befreien. Nicht der Protest der kleinen Hexe ist unrecht, sondern das, was der Zauberervater tut.

Die kleine Zischhexe

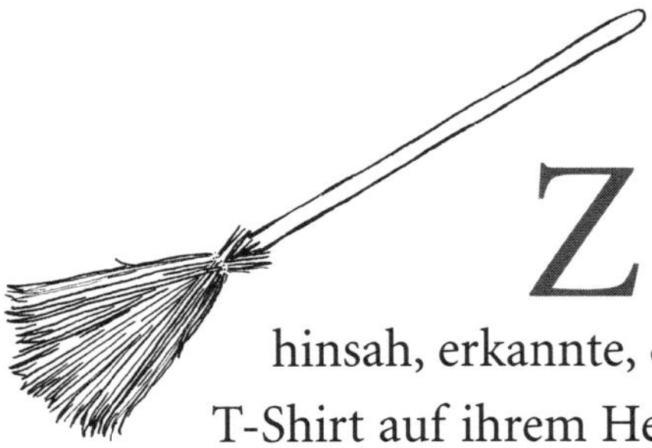

Zisch, zisch und noch mal zisch! So saust etwas durch die Luft. Nur wer ganz genau hinsah, erkannte, dass da eine kleine Hexe in einem schwarzen T-Shirt auf ihrem Hexenbesen umherschoss. Es war die kleine Zischhexe, die immer, wenn sie so richtig schnell war, Luft durch die Zähne pfiff. Und daher hatte sie auch ihren Namen.

Die Zischhexe war erst 99 Jahre alt. Du denkst, das wäre uralt? Stimmt nicht, denn wenn eine Hexe 99 Jahre alt ist, hat sie ungefähr so viel gelernt wie du. Sie ist noch immer ein Hexenkind, geht in die Schule und lebt in einem Hexenhaus mit Vater und Mutter.

Die Mutter der Zischhexe war eine sehr alte Hexe und der Vater ein großer, mächtiger Zauberer.

Seine Macht war so groß, dass eigentlich keine Hexe etwas dagegen ausrichten konnte. Was er sagte, musste getan werden. Alle fürchteten ihn, denn seine Zauberkraft machte ihn stark und gefährlich.

Die kleine Zischhexe liebte der Zauberer jedoch und sie konnte so manchen Unsinn mit ihm machen, ohne dass er ihr böse war. Er sah die kleine Hexe am liebsten in hübschen Kleidern, doch da sie eine tollkühne Fliegerin auf ihrem Hexenbesen war, trug sie natürlich lieber Jeans und T-Shirts. Großzügig erlaubte er das und sah mit Begeisterung zu, wenn seine Tochter wieder einen der monatlichen Besenflugwettbewerbe gewann. Auch sie sollte einmal stark und mächtig werden – aber natürlich nicht so stark und mächtig wie er.

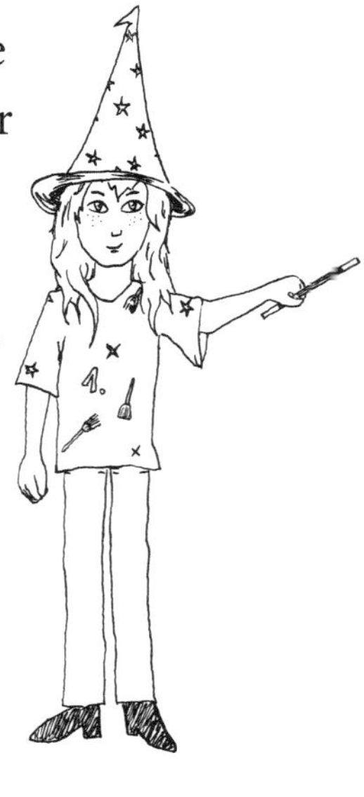

Weil die kleine Zischhexe so gern flog, hingen überall

in ihrem Kinderzimmer die verschiedensten Besen herum, Phosphorbilder von fliegenden Hexen leuchteten im Dunkeln auf der schwarzen Tapete. Auch die Möbel waren schwarz, denn das war ihre Lieblingsfarbe.

Im Spielzeugregal standen und lagen kreuz und quer ihre Spielsachen. Da gab es wie in jedem Kinderzimmer Teddybären, Puppen, Gespenster und Bauklötze, mit denen sie in der Höhle unter ihrem Bett spielte.

Manchmal geschah es, dass der große und mächtige Zauberer zu ihr in diese Höhle kam. Er verlangte dann: »Setz dich zu mir und kraule mir den Rücken.«

Die kleine Zischhexe tat das zwar, aber ihr war überhaupt nicht wohl dabei. Denn als Nächstes würde er ihren Rücken kraulen. Eigentlich mochte sie das, doch oft fasste er ihr danach vorne unters T-Shirt und in die Hose. Auch kitzelte er sie oft so heftig, dass sie keine Luft mehr bekam.

Sie fand das alles schrecklich doof und zischte ihn an: »Lass das, ich will das nicht!« Doch sobald sie sich wehrte, blitzten seine Augen stahlblau vor Zorn. Sie erstarrte sofort und konnte sich nicht mehr bewegen. Sie traute sich nicht mal davon zu erzählen, denn irgendwie hatte sie Angst und wusste gar nicht, warum.

Die kleine Zischhexe ging gerne in die Schule. Dort lernte sie eine Menge über das Fliegen und das Zaubern. Aber sie erfuhr auch viele andere nützliche Dinge. In einem Fach namens Körperspiele lernte sie Dinge, die Spaß machen und guttun, zum Beispiel Mumienwickeln, das Käseglockenspiel, Standbilderbauen oder Kuchenmassage. Dabei sprach die Lehrerin mit ihrer Klasse über den Körper. Die kleine Zischhexe staunte, als sie ihre Lehrerin sagen hörte: »Jede von euch darf selbst über ihren Körper bestimmen. Niemand darf euch berühren, wenn ihr es nicht wollt. Denn Hexen sind stark und mutig. Sie brauchen nichts geschehen zu lassen, was sie nicht mögen«.

»Aber was kann ich denn tun, wenn mich jemand anfasst, obwohl ich es nicht will?«, fragte die kleine Zischhexe leise. »Gibt es denn einen Gegenzauber?«

»Nein, den gibt es nicht. Aber du kannst deine ganze Kraft und Stärke gegen denjenigen einsetzen«, erklärte die Lehrerin.

»Aber – ich bin doch nicht so stark wie der mächtige Zauberer, der mein Vater ist!«, klagte die kleine Hexe unsicher.

»Das stimmt nicht«, antwortete die Lehrerin, »denn wenn dein Vater nicht aufhört, dich anzufassen, obwohl du ›Nein‹ zu ihm gesagt hast, dann musst du es weitererzählen. Wenn andere davon wissen, verliert er seine Macht. Wir Hexen besitzen einen Gegenzauber. Damit können wir alle Zaubersprüche aus seinem Buch und seinem Gedächtnis löschen. Kein Zauberer der Welt darf Hexen berühren, die das nicht wollen.« Die Lehrerin schaute die Zischhexe sehr aufmerksam an und sagte zu ihr: »Vergiss das nie, es ist sehr wichtig: Du darfst über dich selbst bestimmen.«

Nachdenklich saß die kleine Zischhexe in ihrer Schulbank. Sie achtete nicht mehr auf die Flugskizzen, die die Lehrerin an die Tafel malte. Sie schrieb keine neuen Zauberformeln auf. Sie dachte nur an ihren Vater, den großen und mächtigen Zauberer, und seine Besuche in der Spielhöhle.

Es dauerte nicht lange, bis der Zauberer wieder einmal zu ihr in die Höhle kam. Sie kraulte ihn und ließ sich von ihm den Rücken kraulen. Aber als der Zauberer ihr vorne unter das T-Shirt greifen wollte, sagte sie deutlich und bestimmt: »Vater, lass das! Das will ich nicht. Rückenkraulen finde ich schön, aber vorne und in der Hose mag ich nicht gekitzelt und gekrault werden.«

»Aber mein kleines Zischhexchen«, entgegnete der große Zauberer, »du wirst doch schön lieb und artig sein. Ich kann dir auch ein Riesen-Eis zaubern, wenn du magst.«

»Will ich aber nicht«, sagte die kleine Zischhexe mutig.

»Dann muss ich dir Bauchschmerzen zaubern«, drohte der Zauberer und schon richtete sich der große und mächtige Zauberer auf. Er wurde immer größer und größer. Die kleine Zischhexe stammelte noch schnell: »Davor habe ich keine Angst!«

Der große Zauberer säuselte nun: »Deine Mutter wird traurig sein, wenn sie hört, dass du nicht lieb zu mir bist.« Jetzt wurden seine Augen stahlblau, aber die kleine Hexe sah ihn mutig an und sagte laut und deutlich: »Wenn du mich nicht sofort in Ruhe lässt, erzähle ich weiter, was du hier machst. Und dann verlierst du deine Zauberkraft. Dann hast du keine Macht mehr über mich. Alle werden mir helfen und du wirst schwach.«

Der Zauberer schrumpfte ein Stück, aber er lachte dabei höhnisch. »Wer hat dir denn diesen Unsinn erzählt?«

»Meine Lehrerin. Und ich sage ihr Bescheid, wenn du nicht sofort deine Hände wegnimmst.« Der große Zauberer zog wortlos seine Hände unter ihrem T-Shirt hervor. Stöhnend und schwerfällig stand er auf und verließ wortlos das Zimmer. Der kleinen Zischhexe schien es, als ob er mit jedem Schritt ein Stückchen kleiner würde. Sie atmete auf und fühlte sich erleichtert und froh. Ihre Angst ging weg und sie schwang sich auf ihren Besen. Dann sauste sie mit lautem Zischen aus dem Fenster. Draußen sah sie den Vater, den großen Zauberer, unter einem Baum sitzen. Sie zischte ihm um die Ohren und schrie ihm zu: »Den nächsten Wettbewerb im Hexenbesenwettflug gewinne ich bestimmt wieder!«

Der Vater sah ihr nach und dachte: »Sie wird es schaffen, und irgendwann wird sie die stärkste und mächtigste Hexe sein.«

Arbeitsvorschläge

1. **Wie findest du die kleine Zischhexe?** *Mutig, sie sagt dem Vater, was sie nicht mag.*
2. **Der Zauberer fasst ihr auch vorne unters T-Shirt und in die Hose. Hast du eine Idee, wo er da hinfasst?** *An die Brust und an die Scheide.*
3. **Wie fühlt sich die kleine Zischhexe, wenn der Vater in die Höhle kommt?** *Sie hat Angst und fühlt sich doof, schlecht, ängstlich.*
4. **Niemand darf kleine Hexen oder Mädchen dort berühren! Denn so etwas machen nicht nur Zauberer, sondern auch Menschen. Kennst du ein Wort für das, was der Zauberer da tut? Ich will dir das erklären.**
   Definition: Es gibt Erwachsene, Jugendliche oder auch Kinder, die machen mit Kindern ganz komische Sachen, so wie der Zauberer mit der kleinen Zischhexe. Oft sind es Männer, die so etwas tun. Sie fassen an Stellen, wo ein Mädchen eigentlich nicht angefasst werden möchte, oder sie kitzeln und kraulen da. Das fühlt sich irgendwie anders an. Hast du eine Idee, welche Stellen das sein können? *Scheide, Po, Brust.*
   Manche wollen auch selbst von Kindern an Stellen angefasst werden, wo es ganz doof ist, Erwachsene anzufassen. Hast du eine Idee, welche Stellen da gemeint sind? *Penis, Scheide, Po.* Überhaupt gibt es Männer, die sich anders verhalten. Sie kuscheln und toben anders, und dann sollen die Kinder mit niemandem darüber reden, obwohl sich das ein Kind wahrscheinlich sowieso nicht traut, weil es sich schämt und Angst hat. Die Männer sagen aber, dass es schön ist und dass es Spaß macht, aber die Mädchen fühlen, dass das nicht stimmt.
   Wenn Erwachsene, Jugendliche oder Kinder so etwas machen, nennt man das **sexuellen Missbrauch.** Es ist verboten. Niemand darf das mit Kindern machen, weil sie das so nicht wollen und das doof für sie ist. Außerdem macht es Angst, Bauchschmerzen und schlimme Träume.
5. **Hast du behalten, wie das schwierige Wort hieß? Es ist sehr wichtig, weil viele Mädchen so etwas erleben.** *Sexueller Missbrauch.*
6. **Wer hilft in der Geschichte der kleinen Zischhexe?** *Die Lehrerin.*
7. **Was hat die Lehrerin den Hexenkindern in der Unterrichtsstunde über den Körper erklärt?** *Dass niemand sie an der Scheide, am Po oder an der Brust anfassen darf.*
8. **Wer könnte dir helfen, wenn jemand so etwas mit dir macht?** *(Evtl. sich selbst als Helfer anbieten.)*
9. **Weißt du noch, in welchem Zimmer die kleine Zischhexe missbraucht wird?** *In ihrem Kinderzimmer in der Spielhöhle.*
10. **Welche Berührungen magst du?** *Kitzeln, Kraulen, Streicheln etc.* **Wer soll das bei dir nicht tun, denn darüber darfst du bestimmen?**
    Selbstbestimmungsbogen (Lassen Sie das Kind in die Spalten malen oder schreiben, nutzen Sie die Farben Rot und Grün: vgl. Ampel)(➜ **Arbeitsblatt 4**).
11. **Mit dem Anfassen gibt es aber auch Ausnahmen, der Arzt darf das, wenn er dich untersucht, du selbst darfst das und Mama oder Papa dürfen das, wenn der Arzt**

gesagt hast, dass du an der Scheide oder am Po behandelt werden musst, weil da etwas krank ist. Denn waschen kannst du dich schon alleine, weil du ja ein großes Mädchen bist!

12. **Spiele Kuchen backen:** (Massagespiel) Auf den Rücken werden verschiedene Backzutaten gegeben. Sie werden geknetet, auf dem Rücken ausgerollt und dann in den »Rückenbackofen« geschoben. Dann wird der Rücken warm gerieben, der Kuchen, wenn er fertig ist, herausgeholt und mit den Handkanten zerschnitten. Die Stücke werden mit der flachen Hand abgehoben, und nachdem man im Spiel Wasser darübergeschüttet hat, werden mit den Nägeln – wie mit einer Bürste – die Kuchenkrümel abgeschrubbt. Mit Wasser nachspülen und abtrocknen! (Zwischendurch fragen, ob die Berührung so angenehm ist.)
13. **Male die kleine Zischhexe! Du kannst auch ein Hexenmobile oder ein Fensterbild für dein Zimmer basteln!**
14. **Baue eine Höhle für dich, in der du spielen kannst.**

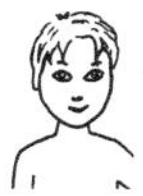

Jungen: *»Der Sohn des Zauberers«*

Pädagogischer Hintergrund

Ein Zauberer spielt mit seinem angenommenen Sohn Simon das Kuschelspiel »wildes Reitpferd«. Dem Adoptivvater bereitet das großen Spaß, aber Simon macht das unglücklich, weil er sich dafür ausziehen muss. Er will diese Spiele dann auch selbst mit anderen Kindern spielen. Ein Lehrer ahnt, welchen Hintergrund sein Verhalten hat, und sucht das Gespräch mit ihm. Er bietet sich als Helfer an, damit Simon die Kuschelspiele des Zauberers einordnen, bewerten und sich Hilfe holen kann. Ein Vater sollte eigentlich Fürsorge und Verantwortung für ein Kind übernehmen, dieser aber sorgt primär für die Befriedigung seiner Bedürfnisse.

Simon wird durch die Unterstützung des Lehrers gestärkt. Er will nicht mehr Opfer sein und macht nicht mehr mit und gewinnt damit die Zuversicht in eine neue, bessere Zukunft.

Durch Simons Geschichte kann der Begriff »sexueller Missbrauch« eingeführt werden. Verkehrserziehung gibt es seit langem, hier konfrontieren wir das Kind mit der möglichen Gefahr, dies muss auch für sexuellen Missbrauch gelten. Kinder müssen aufgeklärt werden, was unter dem Begriff »sexueller Missbrauch« zu verstehen ist. Sie müssen ihn erkennen und hinterfragen lernen. Sie müssen wissen, dass es Menschen gibt, die mit Kindern so etwas machen, obwohl das Kind sie lieb hat, ihnen vertraut und sie wertschätzt. Dann können sie sich auch abgrenzen und Hilfe holen, wenn sie eine solche Situation erleben.

Simon konnte all dies nicht einordnen und ließ es wehrlos geschehen. Die fürsorgliche Liebe und Zärtlichkeit eines Vaters stehen im Gegensatz zur Geschichte. Der Vater in der Geschichte nutzt seine Macht aus und Simon fühlt sich wehrlos.

Der Sohn des Zauberers

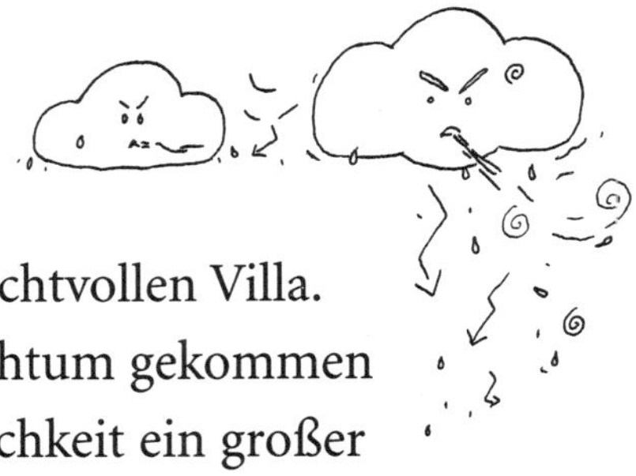

Einst lebte ein reicher Mann in einer prachtvollen Villa. Niemand wusste, wie er zu seinem Reichtum gekommen war, denn kaum einer ahnte, dass er in Wirklichkeit ein großer Zauberer war. Die Nachbarn munkelten von unklaren Geldgeschäften oder kriminellen Hintergründen und nur wenige rätselten, ob er vielleicht ein Zauberer sei.

In seiner Stadt geschahen die seltsamsten Dinge. Das Wetter wechselte von Sonnenschein auf Regen, Katzen verschwanden und wurden nie mehr gesehen und die Ampeln schalteten auf Grün, wenn der Zauberer mit seinem Sportwagen über die Straße fuhr. Doch eigentlich merkte niemand, dass der reiche Mann es war, der die Stadt verzauberte. Er zauberte das Wetter stets passend zu seiner Stimmung. Er konnte keine Katzen leiden und mochte nicht vor roten Ampeln stehen. Und niemand hätte sich getraut zu sagen, dass der reiche Mann ein Zauberer war, denn niemand wollte ausgelacht werden.

In der Villa des Zauberers glänzten Gold, Silber und Marmor. Roboter verrichteten die Hausarbeit. Durch eine computergesteuerte Musikanlage erklang im ganzen Haus geheimnisvolle Musik, und eine Videoüberwachung aller Zimmer wurde auf einen riesigen dreidimensionalen Fernseher mit 33 Unterbildschirmen im Medienraum übertragen. So konnte der Zauberer alle Vorgänge im Haus jederzeit beobachten und filmen. Das war für ihn besonders interessant, als er den Jungen Simon kaufte, den er als seinen Sohn erziehen wollte.

Simon wuchs bei dem Zauberer auf und niemand wusste, was der Junge dort alles erlebte, denn der Zauberer behandelte ihn nicht, wie ein Vater seinen Sohn behandeln sollte.

Zwar zeigte er Simon viele Experimente, lehrte ihn Zauberkunststücke und ließ ihn zum Kuscheln in sein Bett, wenn er böse geträumt hatte, aber eigentlich hatte er selten Zeit und beobachtete seinen Sohn nur auf den Videobildschirmen, egal, was der Junge auch gerade machte und wo er im Hause war.

Simon fühlte sich in der großen Villa oft alleine und einsam, denn draußen spielen durfte er nicht. Nur wenn der Zauberer mit ihm experimentierte und zauberte, war er glücklich und stolz. Weil er aber nie mit anderen Kindern spielen konnte, begann er andere Kinder in der Schule zu ärgern. Er schlug sie, trat nach ihnen und rief ihnen Schimpfwörter hinterher.

Zu Hause spielte er alleine mit seinen Spinnen, Schlangen und Ratten. Er sortierte Menschenbilder und experimentierte mit gefährlichen Chemikalien, während der Zauberer sein Treiben mit den Augen der Kameras verfolgte.

Er lachte dabei unheimlich durch die Räume und manchmal kam er dann zu Simon und verlangte: »Komm, lass uns das wilde Reiterspiel spielen.« Simon kannte das schon, aber er machte es nicht gerne, denn zuerst musste er sich dafür ausziehen und der Zauberer streichelte ihn an Stellen, wo er eigentlich lieber nicht gestreichelt werden wollte, und auch er musste den Zauberer streicheln.

Eigentlich fand Simon das doof, aber er konnte sich nicht gegen den Zauberer wehren, denn er hatte Angst vor seinem Zorn und seiner Wut. Er hatte es mal versucht, aber dafür war er übel bestraft worden.

Begann dann das wilde Reiterspiel, holte der Zauberer seinen Zauberstab heraus, blickte wild und stöhnte, wenn er auf Simon saß, und manchmal tat er ihm dabei sogar weh. Doch Simon wusste nicht, wie er sich hätte wehren können, denn der Zauberer bekam immer, was er wollte.

War das Spiel zu Ende, schien die Sonne, weil der Zauberer danach immer sehr zufrieden war. Aber Simon träumte nachts von dem Spiel und seine Alpträume wurden immer schlimmer. In den Schulpausen wollte er dann irgendwann mit anderen Jungen das wilde Reitpferd spielen, weil er doch so gerne Freunde gehabt hätte. Die sagten das aber ihrem Lehrer und der sagte zu Simon: »Du, was du da mit den Kindern machst, ist nicht in Ordnung und ich kann dir helfen, wenn du willst.«

»Ich brauche keine Hilfe, ich kann alles alleine«, maulte Simon sofort los.

»Du kannst vieles alleine und du bist ein kluger Schüler«, nickte der Lehrer, »doch du weißt noch nicht alles und musst noch vieles lernen.«

»Was soll ich denn wohl noch lernen, ich weiß mehr, als Sie denken«, entgegnete Simon patzig.

»So etwas habe ich mir schon gedacht«, nickte der Lehrer, »aber ich würde dir gerne noch etwas Wichtiges sagen und bitte dich, mir nur einfach zuzuhören.« Simon blieb stehen, trat gelangweilt gegen die Wand, ließ Kaugummiblasen platzen und sah an die Decke, während sein Lehrer sagte: »Es gibt Erwachsene, die Dinge mit Jungen machen, die nicht in Ordnung sind, die sogar verboten sind, die Jungen Angst und Alpträume machen, und wenn du solche Spiele mit den anderen spielen willst, vermute ich, dass jemand mit dir so etwas macht.«

»Pah, ich habe nie Angst«, log Simon dazwischen, denn eine Schwäche zeigen, das wollte er niemals.

»Hör mir bitte noch kurz zu, denn was ich sage, ist wichtig«, bat der Lehrer. »Solche Reiterspiele, bei denen man sich vorher ausziehen muss, sind nicht erlaubt und kein Junge muss sich so etwas gefallen lassen, aber es gehört sehr viel Mut dazu, so etwas weiterzusagen, und genau das muss man tun, denn diese Dinge sind blöd, und wenn das jemand mit dir macht, hört er bestimmt nicht damit auf, solange du nicht den Mut und die Stärke hast, darüber zu reden.«

Simon konnte und wollte das nicht mehr hören. Er hielt sich die Ohren zu und rannte weg. Er fühlte sich einsam, traurig und wütend und wusste nicht, was er machen sollte.

»Ob der Lehrer mich auslacht?«, überlegte er und hockte sich hinter eine Mauer. Ihm kamen sogar die Tränen, obwohl er gar nicht weinen wollte. Doch dann beschloss er, seinem Lehrer alles zu erzählen, denn jetzt wusste er, dass das, was der Zauberer mit ihm machte, verboten war. Er nahm seinen ganzen Mut zusammen und ging los. Und der Lehrer, der würde schon eine Lösung wissen.

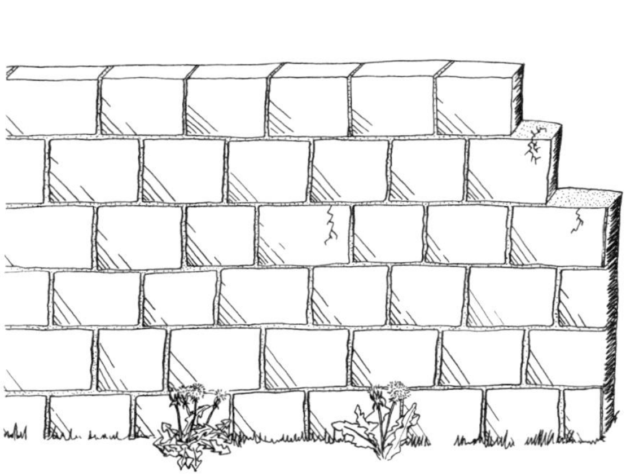

Arbeitsvorschläge

1. **Wenn du zaubern könntest, was würdest du am liebsten zaubern?**
2. **Wer gewinnt in der Geschichte? Der Zauberer oder der Junge?** (Diskutieren Sie die verschiedenen Aspekte.)
3. **Der Zauberer beobachtet Simon mit der Kamera, egal, wo er gerade ist. Wie würdest du dich fühlen, wenn du heimlich auf der Toilette oder in der Badewanne gefilmt würdest?**
4. **Wie fühlt sich Simon bei dem »wilden Reitspiel«?** *Er mag das Spiel nicht. Er findet es doof. Er hatte Angst. Es tut ihm weh.*
5. **Reiterspiele machen eigentlich Spaß, aber wie ist das, wenn man sich dafür vorher ausziehen muss?**
6. **Niemand darf mit einem Jungen solche Reiterspiele spielen. Kennst du ein Wort für das, was der Zauberer da macht? Dann will ich es dir erklären:**

   Definition: Es gibt Erwachsene, Jugendliche oder auch Kinder, die machen mit Jungen ganz komische Sachen. Oft sind es Männer, die so etwas tun, aber manchmal sind es auch Frauen. Sie fassen Kinder an Stellen an, wo ein Junge eigentlich nicht angefasst werden möchte, oder sie kitzeln und kraulen da. Das fühlt sich irgendwie anders an. Hast du eine Idee, welche Stellen das sein können? *Po, Penis.* Manche wollen auch selbst von Kindern an Stellen angefasst werden, wo es ganz doof ist, Erwachsene anzufassen. Hast du eine Idee, welche Stellen das sein könnten? *Penis, Scheide, Po, Brust.* Überhaupt gibt es Männer und Frauen, die sich anders verhalten. Sie kuscheln und toben anders, und dann soll der Junge mit niemandem darüber reden, obwohl sich ein Kind das sowieso nicht traut, weil es sich schämt und Angst hat. Die Männer und Frauen sagen aber, dass es schön ist und Spaß macht, Aber die Jungen fühlen, dass das nicht stimmt.

   Wenn Erwachsene, Jugendliche oder Kinder so etwas machen, nennt man das **sexuellen Missbrauch.** Es ist verboten. Niemand darf so etwas mit Jungen machen, weil sie so etwas nicht wollen und es doof für sie ist. Außerdem macht es Angst, Bauchschmerzen und schlimme Träume.
7. **Hast du behalten, wie das schwierige Wort hieß? Es ist sehr wichtig, weil jeder Junge mal so etwas erleben kann.** *Sexueller Missbrauch.*
8. **Wer will Simon in der Geschichte helfen?** *Der Lehrer.*
9. **Wer könnte dir helfen, wenn es jemanden gibt, der dich sexuell missbraucht?** (Evtl. sich selbst als Helfer anbieten.)
10. **Weißt du noch, wo Simon missbraucht wird?** *In der Villa, in seinem Kinderzimmer.*
11. **Welche Berührungen magst du?** *Kitzeln, Kraulen, Streicheln etc.* **Wer soll das bei dir nicht tun, denn darüber darfst du bestimmen?**

    Selbstbestimmungsbogen (lassen Sie das Kind in die Spalten malen oder schreiben, nutzen Sie die Farben Rot und Grün: vgl. Ampel.)(→ **Arbeitsblatt 4)**

12. Mit dem Anfassen gibt es aber auch Ausnahmen. Der Arzt darf das, wenn er dich untersucht, du selbst darfst das und Mama und Papa, wenn du am Penis oder am Po behandelt werden musst, weil da etwas krank ist. Denn Waschen kannst du dich schon alleine, weil du ja ein großer Junge bist.
13. Was, meinst du, sollte am besten mit dem Zauberer am Schluss der Geschichte geschehen? *Bestraft, weggeschickt, ausgeschimpft werden.*
14. Welche Spiele mit deinem Vater (Opa, Onkel, Bruder, Mutter, Tante, Schwester etc.) machen dir am meisten Spaß/magst du nicht?
15. Simon wurde als Kind angenommen, man nennt das auch Adoptivkind oder Pflegekind. Erklären Sie, was eine Adoption ist und welche Aufgaben Adoptiveltern eigentlich haben!
16. Welche Strafe könnte Simon bekommen haben, wenn er nicht das Spiel mit dem Zauberer spielt? *Verhauen, Stubenarrest, Fernsehverbot etc.*
17. Male die Villa, also ein schönes Haus, in dem du gerne wohnen würdest. (Mit wem würdest du dort am liebsten wohnen, wer sollte in die Villa nie hineinkommen – warum?)
18. Collage aus Spinnen und Schlangen (aus Tierzeitschriften).

Kapitel 4: Nein sagen

Allgemeiner Pädagogischer Hintergrund zum Thema Nein sagen

Alle Kinder sagen ein »Nein«, wenn sie missbraucht werden, nur verwenden sie dabei nicht immer dieses Wort, denn auch ein Wegdrehen, ein Aus-dem-Wege-Gehen, Verhaltens- und Entwicklungsstörungen sind letztendlich ein »Nein« des Kindes. Lange Zeit wurde den Kindern mit der Forderung, ein »lautes Nein« zu sagen, zu viel Selbstverantwortung für den Schutz vor sexuellem Missbrauch übertragen. Missbraucher beachten das »Nein« eines Kindes in der Regel aber nicht, und selbst wenn das Kind ein klares »Nein« sagt, gehen sie über die Abwehrhaltung des Kindes rücksichtslos hinweg.

Wenn Opfer um die Taktiken der Täter wissen, können sie diese eher einordnen und eigene Gefühle ernst nehmen.

Auch die Umbenennung der Tathandlungen macht es Kindern besonders schwer, ein Nein zu sexuellem Missbrauch zu sagen. Täter verstecken häufig ihre sexuellen Handlungen hinter anderen Formulierungen wie z. B. »Spiele« oder »Pflege«. Auch formulieren sie für ihre Handlungen positive Bewertungen, wie z. B. »Das macht **uns** Spaß«. Dies führt bei einem Kind zur Irritation. Kinder vertrauen ihren eigenen Gefühlen nicht mehr oder sie machen mit, weil der Druck zu groß ist und sie Angst haben, weil der Täter sie in der Hand hat. Sie fühlen sich auch selbst schuldig und mitbeteiligt, weil sie ja zuerst mitgemacht haben, ohne die Intention des Missbrauchers zu bemerken. Sie leiden deshalb verstärkt unter der Scham und dem Gefühl der Peinlichkeit, weil man das doch niemandem erzählen kann.

Jungen reagieren zudem verunsichert, weil sie Sorge haben, kein richtiger Junge zu sein, und Mädchen stellen sich oftmals schützend vor den Zusammenbruch der Familie, denn sie wollen den Vater, den Opa, den Bruder nicht verraten und verlieren.

Eine Drohung des Täters macht dem Kind Ängste. So drohen Täter, dass das Kind, wenn es über den Missbrauch erzählt, in ein Heim kommt oder die Mama ganz traurig wird. Dies löst beim Kind existenzielle Ängste aus.

Das Nein sollte also für das Kind nur eine Hilfsmöglichkeit sein, um einzuordnen, ob da jemand eine Grenze überschreitet. Dafür ist es aber auch wichtig, dass im Alltag das Nein eines Kindes akzeptiert wird, vor allem dann, wenn es um körperliche Kontakte geht. Fragen Sie deshalb häufiger das Kind, ob es im Moment gestreichelt, gekuschelt oder geküsst etc. werden möchte. Machen Sie ihm klar, dass es über Berührungen an seinem Körper selbst entscheiden kann, dass es seinen Gefühlen trauen soll und dass es ein Recht darauf hat, dass der andere ein Nein akzeptiert. Nur wenn auch wir dies beachten und nicht nur einfach zärtlich sind, weil uns danach ist, leben wir den Kindern ihren Wert vor. Genauso sollten auch wir uns abgrenzen und dem Kind sagen, dass wir mal nicht kuscheln wollen, denn auch am Beispiel lernt es.

Das Nein eines Kindes zu körperlichen Kontakten heißt nicht, dass es frech ist oder Widerworte gibt, sondern selbstbewusst über den eigenen Körper bestimmt, seine Gefühle vertritt. Dies muss auch für Großeltern, Tanten etc. gelten, denn nur so lernt das Kind, dass sein Nein beachtet wird. Wenn dann ein Täter das Nein des Kindes übergeht, kann es dies bewerten und sich Hilfe holen.

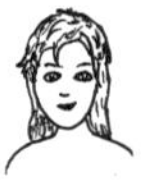

Mädchen: *»Die liebe, wunderschöne Prinzessin«*

Pädagogischer Hintergrund

Die liebe Prinzessin wurde verwöhnt und umsorgt. Sie war sehr lieb und jeder konnte sie leiden und war nett zu ihr.

Auch der alte Onkel lebte im Schloss und unternahm viel mit ihr. Doch irgendwann änderte sich etwas. Die Prinzessin fühlte sich unwohl. Das erste Mal in ihrem Leben erlebte sie, dass sie sich bedrängt fühlte.

Der Onkel hatte systematisch die gute Beziehung ausgenutzt und verlangte für seine Zuwendung und seine Bedürfnisse mehr und mehr Nähe. Dies ist eine typische Täterstrategie zur Vorbereitung einer Missbrauchshandlung. So ist es für die Prinzessin schwer, zu erkennen, welches Ziel der Onkel verfolgt.

Er nutzt die gute Beziehung (Geige spielen, Natur entdecken, Zeit haben, spielen) und die Naivität (sie musste noch nie Nein sagen) der Prinzessin aus, denn er sagt ihr, dass er einsam ist und nur sie ihn wirklich lieb hat. (Er gibt ihr die Verantwortung für seine Zufriedenheit.)

Als die Prinzessin dann aber ein deutliches Nein sagt, hört das der Gärtner, und der sagt es der Bäckersfrau, diese dem Koch und der Koch der Königin.

Sie reagiert sensibel und merkt, dass etwas nicht stimmt. Sie sucht mit der Prinzessin das Gespräch, in dem sie der Tochter glaubt und sie unterstützt. Der Onkel wird aus dem Schloss geschickt. Damit stellt sie sich hinter ihre Tochter.

Mädchen sollten wissen, dass ein Nein im richtigen Augenblick helfen kann, dass ein großes Nein immer von anderen Menschen akzeptiert werden muss. Beachtet der andere auch dann nicht die Grenze, die das Mädchen ihm gezeigt hat, dann stimmt etwas nicht, und sie muss Hilfe von außen holen.

Die liebe, wunderschöne Prinzessin

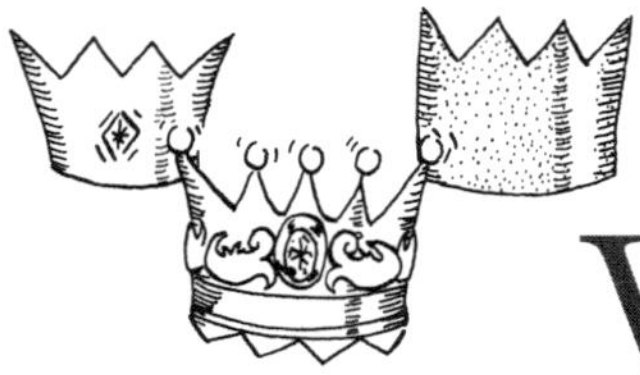

Vor vielen Jahren lebte in einem prächtigen Schloss eine liebe Prinzessin. Sie hatte langes, blondes Haar, das wie Gold in der Sonne glänzte. Immer war sie froh und nett, so dass alle, die sie sahen, von ihr verzaubert waren, zumal sie stets höflich war und sich gut benahm.

Niemals schlug sie eine Bitte ab und war zu allen freundlich. Aber auch ihr begegneten alle mit Verständnis und niemals erlebte sie, dass ihr jemand nicht gut gesonnen war. Im ganzen Reich überlegten die Leute, ob die Prinzessin das Wort »Nein« überhaupt kannte.

Die Eltern waren als König und Königin oft beschäftigt. Aber in dem Schloss lebte auch ein Onkel und der hatte immer Zeit für die liebe Prinzessin. Die Eltern hatten zu ihr gesagt, dass sie zu ihm immer schön lieb sein sollte, aber das war sie ja sowieso und er spielte mit ihr und verwöhnte sie mit Geschenken. Er spazierte mit ihr durch den Schlosspark, obwohl er ein krankes Bein hatte und nur mühsam laufen konnte. Die Prinzessin stützte ihn, so gut sie konnte, und der Gärtner schmunzelte, wenn er die beiden beobachtete. Überall erzählte er voller Stolz, wie lieb und hilfsbereit die Prinzessin sei.

Der Onkel wusste auch vieles über Pflanzen und Tiere. Die Prinzessin lernte von ihm interessante Dinge über die Natur.

»Siehst du das Spinnennetz? Der Tau und die Sonne machen seine dünnen Fäden sichtbar. Dort an dem Zweig sitzt die Erbauerin dieses Wunderwerkes.« Der Onkel zeigte ihr die Spinne mit dem dicken Hinterleib und erklärte ihr, wie sie dort auf ihre Beute wartete.

An einem alten, dicken Eichenbaum hing eine Schaukel. Der

Onkel sah zu, wie die Prinzessin hoch in die Luft schaukelte, und gemeinsam sangen sie Lieder im Schaukelrhythmus. Manchmal nahm der Onkel seine Geige mit in den Park und spielte ihr wunderschöne Melodien vor, die sich unter das Gezwitscher der Vögel mischten. So vergingen die Tage für die Prinzessin mit viel Freude und Spaß. Jeder liebte sie, und sie fühlte sich nie einsam. Sie hatte gar keinen Grund, unfreundlich oder böse zu sein. Deshalb hatte sie auch niemals das Wort »Nein« benutzt.

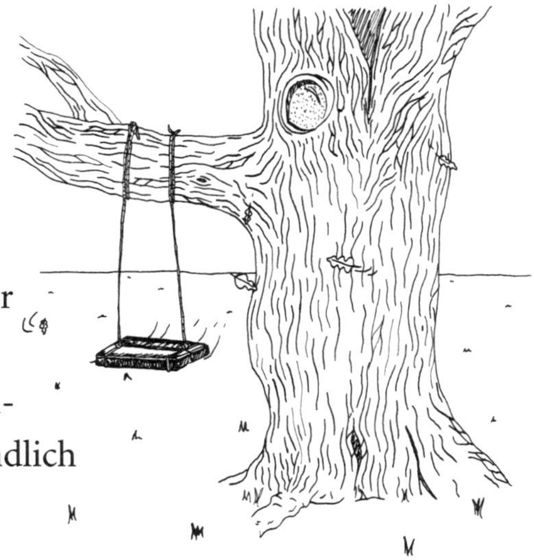

Manchmal geschah es, dass der Onkel die Prinzessin ein wenig im Geigenspiel unterrichtete. Er klemmte ihr die Geige unter das Kinn und strich zusammen mit ihr über die Saiten. Dabei kam er ihr immer sehr nahe und sie fühlte seinen warmen Atem. Das mochte sie nicht und drehte sich weg. Doch der Onkel achtete nicht darauf und lobte sie, wenn sie gut spielte.

»Bist meine Kleine. Mein ganzer Sonnenschein. Was wäre der alte, liebe Onkel ohne dich«, bewunderte er die kleine Prinzessin und schon strahlte sie wieder.

»Aber Onkelchen, Mama und Papa sind doch auch noch da«, wandte sie ein.

»Die haben doch immer so viel Arbeit und sie verstehen mich nicht richtig. Außerdem kann ich doch nur schlecht laufen, und so bin ich oft allein. Aber du bist für mich da und hast mich ja lieb, obwohl mein Bein immer weh tut. Du läufst beim Fangenspielen weg und wartest auf mich. Du gibst mir eine Chance. Deshalb habe ich dich so lieb. Zeig du mir doch auch, wie lieb du deinen Onkel hast. Nimm mich in den Arm und gib mir einen langen Brummkuss.«

Sie lachte und umarmte ihren Onkel. Auch er schloss sie fest in die Arme, und ihr war, als wollte er sie gar nicht mehr loslassen. Als die Prinzessin wieder frei war, rannte sie vor ihm weg und rief: »Fang mich doch, du kriegst mich nicht!«

Der Onkel humpelte los und drohte: »Wenn ich dich kriege, musst du auf meinen Schoß kommen und mich streicheln.«

Ausgelassen humpelte der Onkel hinter der Prinzessin her, und bald saßen sie beide prustend im Gras.

Aber immer öfter hatte die Prinzessin dabei ein komisches Gefühl. Der Onkel hielt sie immer länger fest. Er achtete nicht auf ihren Widerwillen, denn es machte ihr keinen Spaß mehr, sondern war ihr peinlich.

Er aber sagte er zu ihr: »Das Kuscheln macht uns doch so großen Spaß!« Die Prinzessin mochte seine Umarmungen aber nicht mehr. Das Spiel mit dem Onkel war nicht mehr lustig, sondern machte ihr Angst.

Als sie wieder einmal mit dem Onkel spazieren ging, durfte sie auf seiner Geige spielen und der Onkel lehnte sich von hinten ganz eng an sie. Er streichelte dabei ihre blonden Haare und ihren Rücken und sie bekam eine Gänsehaut.

»Streichle du mich auch, dein Onkel wird doch von niemandem gestreichelt«, stöhnte er. Aber die Prinzessin mochte ihn nicht streicheln. Sie mochte auch nicht mehr auf seinen Schoß gezogen werden. Sie wollte ihn auch nicht mehr küssen. Die Zärtlichkeiten des Onkels fühlten sich in letzter Zeit immer blöder an. Die Prinzessin mochte eigentlich gar nicht mehr mit ihm zusammen sein, und doch tat sie es.

Als der Onkel aber eines Tages wieder einen langen Brummkuss von ihr haben wollte, schrie sie ihn an: »Nein! Ich will dir keinen Brummkuss geben! Ich mag auch nicht mehr auf deinem Schoß sitzen und ich mag dich nicht streicheln!« Sie drehte sich um und rannte davon.

»Das wird dem König und der Königin gar nicht gefallen! Sie werden böse auf dich sein!«, rief ihr der Onkel hinterher und erstaunt sah der Gärtner auf. Die Prinzessin hatte Nein gesagt! Der Gärtner erzählte es der Bäckersfrau im Dorf, die erzählte es dem königlichen Koch und der erzählte es der Königin.

Sofort ließ die Königin die Prinzessin zu sich rufen und fragte sie, was los war.

Die Prinzessin weinte und konnte zuerst kaum reden, denn sie schämte sich, weil sie doch eigentlich immer lieb und nett zu dem Onkel sein sollte.

Dann erzählte sie weinend, wie der Onkel sie auf seinen Schoß zog, sie ihn streicheln und küssen sollte und dass sie sich ganz schrecklich dabei gefühlt hatte.

Die Königin nickte und sagte: »Ich bin sehr stolz auf dich, es war richtig, dass du Nein gesagt hast. Nein ist ein besonders wichtiges Wort. Der Onkel hat sich nicht darum gekümmert, dass du seine Zärtlichkeit nicht mochtest. Wenn du das nicht magst, darf das niemand mit dir machen. Kuscheln oder küssen muss man nicht, denn: Für einen Kuss gibt es niemals ein Muss. Und niemand darf das mit dir machen, wenn du es nicht magst, auch dein Onkel nicht. – Und natürlich bin ich dir nicht böse.«

Aber auf den Onkel waren die Königin und der König so böse, dass sie ihn aus dem Schloss wiesen und ihn nie mehr wiedersehen wollten.

Arbeitsvorschläge

1. **Wie fühlt sich die Prinzessin, als König und Königin den Onkel wegschicken?** Lassen Sie die Antwort des Kindes erst einmal stehen.
2. **Du hast in der letzten Geschichte ein schwieriges Wort gelernt. Weißt du noch wie es heißt?** *Sexueller Missbrauch.* **Ist das, was die Prinzessin mit dem Onkel erlebte, sexueller Missbrauch?** *Wir wissen nicht, ob der Onkel sie an der Scheide oder am Po berührte oder sie ihn am Penis anfassen musste, aber auf alle Fälle darf man niemanden zum Kuscheln überreden.*
3. **Was glaubst du, warum der Onkel immer so nett zu ihr war?** *Möglicherweise plante er einen sexuellen Missbrauch, denn Missbraucher sind zuerst immer sehr nett zu den Kindern, damit sie nicht merken, was sie vorhaben.*
4. **Der Onkel will immer wieder einen Brummkuss! Welche verschiedenen Küsse kennst du?** *Knallküsse, Schlabberküsse (vom Hund), Summküsse, Kratzküsse, Alkoholküsse etc.* **Von wem magst du solche Küsse und wer soll dich nicht so küssen?**
5. **Welche anderen Wörter kennst du noch, um Nein zu sagen?** *Nö, hau ab, lass mich in Ruhe, ich will nicht etc.*
6. **Wenn man nicht kuscheln, streicheln oder küssen will, braucht man das nicht zu tun. Man kann Nein sagen und jeder muss darauf hören. Auch Omas und Tanten müssen darauf hören, sonst helfe ich dir.**
7. **Mama und Papa dürfen auch Nein sagen und du musst darauf achten. Kuscheln soll schön sein und Spaß machen. Deshalb soll man niemanden überreden oder zwingen!**
8. **Kannst du dich erinnern, wie die Prinzessin zeigt, dass sie nicht die Zärtlichkeit und die Nähe des Onkels möchte?** *Sie dreht sich weg, sie rennt weg, sie sagt Nein.*
9. **Wie erreicht der Onkel, dass die Prinzessin Mitleid mit ihm hat?** *Er setzt die Prinzessin unter Druck: Was wäre der alte, liebe Onkel ohne dich. Ich bin oft allein, deine Eltern haben keine Zeit für mich. Du hast mich lieb. Ich hab dich so lieb. Zeig mir, wie lieb du deinen Onkel hast. Und wenn ich dich kriege, musst du auf meinen Schoß. Das Kuscheln macht* ***uns*** *so großen Spaß. Dein Onkel wird doch sonst von niemandem gestreichelt. Das wird dem König und der Königin aber gar nicht gefallen, sie werden böse auf dich sein.*
10. **Hast du eine Idee, was die Königin sonst hätte machen können, um der Prinzessin zu helfen?** *Wenn sie mit dem Onkel geredet hätte, hätte er wahrscheinlich alles abgestritten oder versprochen, es nie mehr wieder zu tun. Aber Missbraucher lügen immer wieder. Man kann ihnen nicht glauben.*
11. **Bastle dir eine Krone und verkleide dich als Prinzessin.**
12. **Male ein Spinnennetz!**
13. **Male ein Schloss. – Mit wem würdest du am liebsten darin wohnen? – Wer sollte nicht hineinkommen?**

14. **Beobachte bei einem Spaziergang durch den Park, was du alles entdecken kannst! Tiere, Geräusche, Pflanzen …**
15. **Male das Mädchen am ganzen Körper rot und grün, je nachdem, wo du von XY gestreichelt oder nicht gestreichelt werden möchtest. Überlege dir eine bestimmte Person, denn sicher wirst du nicht gerne von jedem an den gleichen Stellen gestreichelt.** (Achten Sie darauf, dass das Kind den Genitalbereich und den Poschlitz auf alle Fälle rot malt!) (➜ **Arbeitsblatt 5**).
16. **Arbeitsblatt 6: Male die Ja-Nein-Bilder rot und grün aus, wie bei einer Ampel. Rot ist Nein, Grün ist Ja. Schau sie dir an und entscheide nach deinem Gefühl, was du magst, und was nicht.**

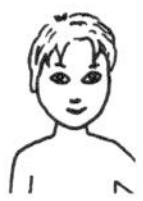

Jungen: *»Leo ist der Größte«*

Pädagogischer Hintergrund

In der Geschichte nehmen eigentlich alle Leo, den Riesen, nicht so richtig ernst. Er leidet unter dem Spott der anderen Riesen und sieht sich dann plötzlich durch die Zuwendung des Trainers in einer hervorgehobenen Position. Aus diesem Gefühl heraus wird er leicht Opfer für dessen Absicht. Er lockt den Riesenjungen mit Verständnis und Hilfestellungen, um ihn dann für seine Bedürfnisse zu manipulieren.

Im täglichen Umgang rivalisieren Jungen miteinander, und wer unterliegt, verliert schnell die Wertschätzung, wird verlacht. Deshalb können Jungen nicht einfach zugeben, dass sie alle schon Erfahrungen mit dem Trainer machten, die den von den Jungen bewunderten Sportler in einer anderen Rolle zeigen. Doch Leo, der nicht so schnell denken kann wie die anderen und in vielem nicht richtig mithalten kann, schafft es, Nein zu sagen, obwohl der Trainer es »tolle Spiele« nannte. Leo besitzt in seiner Schwäche, nachdem er Unterstützung durch einen Zwerg erfahren hat, viel mehr Stärke und Mut, als es die anderen Jungen hatten. Und Mut ist von Jungen hoch geschätzt. Mut muss nicht Leistung im Wettstreit sein, sondern Leo ist mutig, als er zu den Dingen, die der Trainer mit ihm macht, »Nein« sagt. Obwohl Leo eher etwas ahnungslos und unbedarft ist, können die Jungen ihn nun annehmen, so, wie er ist.

Die Geschichte kann mit Jungen so aufgearbeitet werden, dass deutlich wird, wie sich Jungen in Bedrängnis fühlen, aber auch wie viel Mut und Kraft dazugehören, zu bedrückenden Gefühlen zu stehen und in einer Missbrauchssituation ein »Nein« zu sagen.

Sie können Jungen hier auch darüber informieren, dass man auch nach einem sexuellen Missbrauch durch einen Mann nicht gleich schwul ist, sondern jeder Junge kann sich, unabhängig vom Missbrauch, jederzeit für eine Homo- oder Heterosexualität entscheiden.

Leo ist der Größte

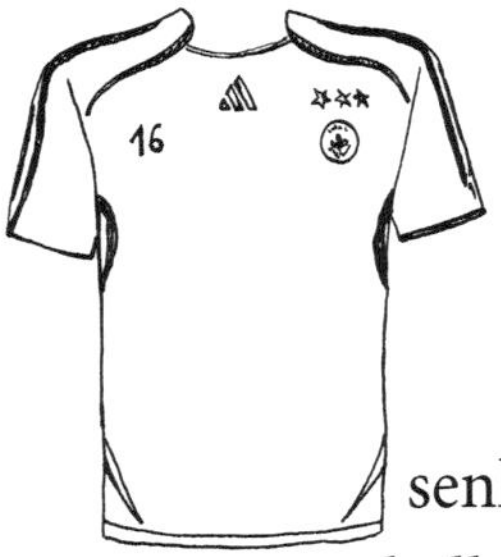

In den großen Wäldern am Rande der hohen Bergen lebten seit vielen Jahrhunderten die Riesen. Die Rie senkinder spielten, wie die Kinder der Menschen auch, Fußball, nur dass die Bälle der Riesen bedeutend größer waren. Wer gut kicken konnte, hatte viele Freunde, und wer das nicht so recht hinbekam, der wurde erbarmungslos ausgelacht und aufgezogen.

Und da war Leo. Über Leo lachten alle, denn egal, was er machte, ihm ging alles schief und alle nannten ihn deshalb einfach nur Tollpatsch, statt ihn bei seinem Namen zu rufen. Wenn er rannte, stolperte er über die eigenen Füße. Wenn sie Weitpinkeln über einen Fluss machten, fiel er hinein. Wenn er sich verstecken wollte, rutschte der Felsen ab, hinter den er sich gehockt hatte. Und wenn er versuchte, den Ball ins Tor zu schießen, traf er garantiert einen der eigenen Mitspieler, der dann zu Boden ging. Natürlich waren die anderen sauer, machten sich über ihn lustig und lachten ihn aus. Klar, dass keiner ihn in seiner Mannschaft haben wollte. Leo rastete dann völlig aus, denn das konnte er überhaupt nicht leiden. Er tobte, trampelte auf den Boden, schrie herum und trat um sich, dass es nur so dröhnte und donnerte. Lachten die anderen dann noch mehr, griff er sie an, doch sie wichen ihm geschickt aus und er fiel auf seine dicke Nase, die dann noch ein bisschen dicker wurde.

»Leo, hier bin ich!«, alberten sie dann schon von der einen Seite und: »Schlappschwanz, Tollpatsch, Pflaume«, zogen sie ihn auf.

Leo stürzte ihnen in blinder Wut hinterher, aber er bekam sie nicht und er heulte vor Wut dicke Riesentränen.

Doch eines Tages, als die Riesenkinder ihn wieder einmal zum

Clown machten, kam der Fußballtrainer hinzu. Er war der stärkste, mutigste und bester Kicker aller Riesen, das Vorbild aller Riesenjungen. Immer wieder unterstützte er mal den einen, dann den anderen.

Er legte den Arm um Leos Schulter und zog ihn mit sich fort. Die Riesenkinder tuschelten untereinander, aber keiner wagte es, etwas laut zu sagen, denn sie wussten nur zu gut, was der Trainer wollte.

Der Trainer lehrte Leo nun Bälle treten, gute Verstecke finden und Weitpinkeln. Beim Weitpinkeln aber erfand er ein neues Spiel mit seinem viel größeren Penis. Leo gefiel das nicht, aber er wagte nicht, das zu sagen, denn er wollte seinen großen Freund nicht verlieren und deshalb machte er mit. Doch der Trainer war nun auch oft so anders, dass er Leo ganz fremd erschien. Sie machten noch mehr komische Dinge miteinander. Der Trainer nannte es »tolle Spiele«, aber Leo fand sie nur noch blöd. Musste er so was wirklich lernen? Machten das alle mit dem Trainer?

Lieber machte er mit, denn solange der Trainer sein Freund war, lachten die anderen nicht mehr über ihn.

Aber im Laufe der Zeit wurden die Spiele noch komischer. Immer häufiger waren es nur noch Penisspiele und er hatte bald das Gefühl, dass er gar kein richtiger Riesenjunge mehr war. Er wusste nicht, warum, aber er wurde traurig. Mit hängendem Kopf trabte er durch den Wald.

Er fühlte sich so alleine wie noch nie, obwohl doch der Trainer sein Freund war und oftmals träumte er sich einfach weg, obwohl er gar nicht schlief.

Manchmal geschah es ihm jetzt sogar, dass er wieder in die Hose machte, und du kannst dir sicher vorstellen, was das für eine große Pfütze gab. Eines Tages trat er gegen einen Baum, den ein Sturm losgerissen hatte, und als er losrollte, sah Leo, dass sich ein Zwerg an die Zweige klammerte. Er hielt den Baum auf und klaubte den Zwerg mit zwei Fingern wie eine Kirsche vom Baum. Der Zwerg aber sah gar zu

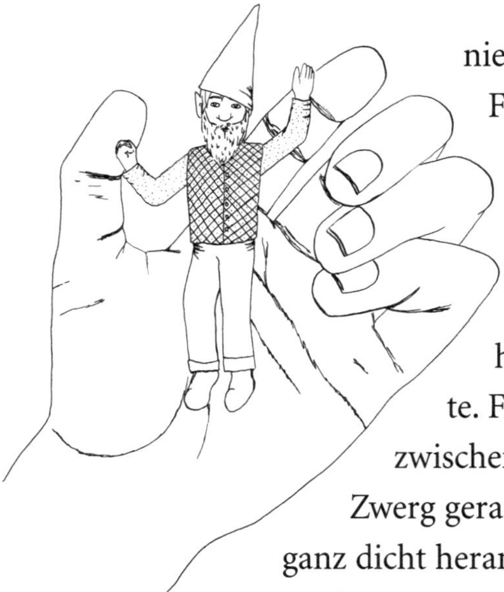

niedlich aus, wie er da blass zwischen seinen Fingern mit der verrutschten Zipfelmütze zitterte und Leo verzog seinen Riesenmund zu einem breiten Grinsen. Er hatte so einen Zwerg noch nie gesehen und beobachtete nun, wie er auf seiner Hand herumlief und wild mit den Armen fuchtelte. Für einen Moment überlegte Leo, ob er ihn zwischen seinen Fingern zerreiben sollte, als der Zwerg gerade zu sprechen anfing. Leo musste sein Ohr ganz dicht heranhalten und der Kleine rief ihm laut etwas zu. Ganz leise hörte Leo, was der Zwerg sagte, und flüsterte zurück, denn seine Stimme wäre für den Zwerg viel zu laut gewesen. So lernten sich Leo und der Zwerg kennen.

Der Zwerg verlor die Angst vor dem Riesen, und weil er die Spiele zwischen Leo und dem Trainer beobachtet hatte, sprach er ihn darauf an, denn der Zwerg wusste, wie Leo sich fühlte, weil Zwerge sehr alt und erfahren sind. Der Zwerg war unheimlich sauer auf den Trainer und erklärte, dass so etwas niemand in der Zwergenwelt und sicher auch niemand in der Riesenwelt machen dürfe.

»Und wenn«, regte der Zwerg sich auf und rang nach Luft, »und wenn, dann würde er eingesperrt und sicherlich ist das, was er mit dir macht, nicht klug oder stark, sondern einfach nur gemein, ganz gemein. Sei mutig und lass dich nicht fertigmachen. Zeig, dass du der Klügere bist, und mach das nicht mehr mit. So ist kein richtiger Freund. Lass ihn, denn wenn du weiter zu ihm gehst, bekommst du auch noch Bauchschmerzen oder schlimme Träume davon.« Der kleine Zwerg hatte sich richtig ereifert und hatte leuchtend rote Ohren bekommen.

»Uh, Bauchschmerzen«, jammerte Leo, »hast du eine Vorstellung, wie sich das mit so einem Riesenbauch anfühlt?« Leo verzog das

Gesicht und rieb mit seiner riesigen Hand über seinen großen Bauch, wandte aber auch traurig ein: »Aber, er ist doch mein einziger Freund und klug bin ich sowieso nicht. Alle nennen mich doch nur Tollpatsch!«

Doch als die beiden sich dann später trennten, übte Leo auf dem Heimweg ein NEIN. Er brüllte es laut, er flüsterte es leise, er brummte es wild, und als der Trainer Tollpatsch wieder treffen wollte, sagte Leo einfach: »Nein«, drehte sich um und ließ ihn stehen. Die anderen Riesenjungen waren vor Staunen stumm und da sagte Leo:

»Ich kann nämlich über meinen Körper selbst bestimmen, und wenn ich mit ihm gehe, macht mir das schlechte Gefühle.« Die anderen traten verlegen von einem Riesenfuß auf den anderen. Sie schämten sich, dass sie Leo verspottet hatten, denn so mutig wie er waren sie nicht gewesen. Sie hoben Leo auf ihre Schultern und trugen ihn durch den Wald, und wärest du gerade mit einem Flugzeug darübergeflogen, hättest du zwischen den Baumwipfeln das Gesicht eines wirklich glücklichen Riesen sehen können, der von einem Ohr bis zum anderen lachte.

Arbeitsvorschläge

1. Was glaubst du, warum sich die anderen Riesenkinder nicht getraut haben, dem Trainer zu sagen, dass sie diese Spiele nicht mehr spielen wollen? *Sie hatten Angst, sie haben sich geschämt, ihnen fehlte der Mut.*
2. Welches Wort benutzt Leo, um dem Trainer zu sagen, dass er nicht mehr mitmacht. *Nein!* Versuche einmal das Nein zu üben, wie es Leo gemacht hat. Rufe es laut, flüstere es und suche noch mehr Möglichkeiten und auch Wörter dafür. *(Nö, hau ab, lass mich in Ruhe, ich will nicht etc.)*
3. Du hast in der letzten Geschichte ein schwieriges Wort gelernt. Weißt du noch, wie es heißt? *Sexueller Missbrauch.*
4. Ist das, was der Trainer mit Leo macht, sexueller Missbrauch? *Ja, denn niemand darf Spiele mit meinem Penis machen. Nur ich selbst. Auf meine Gefühle kann ich immer vertrauen.*
5. Der Trainer tut so, als wären die Penisspiele schön, aber Leo fühlt sich damit nicht gut. Woran merkst du das? *Er wurde traurig und lief mit hängendem Kopf, er fühlte sich alleine, er machte wieder in die Hose.*
6. Wie schafft es der Trainer, dass Leo mitmacht? *Der Trainer ist das Vorbild der Riesenkinder. Er hilft Leo, besser zu werden. Er nennt die Penisspiele toll, d. h., er sagt einfach, dass es toll ist, obwohl Leo ein anderes Gefühl hat.*
7. Welche Wettspiele mit anderen Jungen kennst du?
8. Wie stark muss ein Junge sein? Ist Leo ein starker Riese? Was macht seine Stärke aus und warum sind die anderen nachher stolz auf ihn? *Er war mutiger als die anderen Riesenjungen, denn er hat sich getraut, Nein zu sagen. Das finden die anderen supertoll.*
9. Meistens haben Männer Frauen lieb, aber es gibt auch Liebe zwischen Männern. Das nennt man Homosexualität. Jeder Junge und jeder Mann kann immer für sich frei entscheiden, ob er eine Frau oder einen Mann lieben möchte.
10. Wie viel Mut gehört wohl dazu, von sexuellem Missbrauch zu erzählen? *Sehr viel.* Warum wohl? *Weil man Angst hat, ausgelacht zu werden, weil man sich nicht wehren konnte, obwohl Jungen doch stark sein wollen, weil es peinlich ist.*
11. Mache einen Waldspaziergang und schau, was du alles finden kannst. Wahrscheinlich begegnest du keinem Zwerg, aber vielleicht kannst du mit Papa oder Mama über alles Mögliche reden, was dir wichtig ist. Wenn du Tannenzapfen und Eicheln sammelst, kannst du dir Zwerge bauen!
12. Mit Stelzen laufen – dann bist du auch so groß wie ein Riese.
13. Übe Zielschießen mit deinem Fußball; wenn man übt, wird man besser!
14. Male den Jungen am ganzen Körper rot und grün, je nachdem, wo du von XY gestreichelt oder nicht gestreichelt werden möchtest. Überlege dir eine bestimmte Person, denn sicher wirst du nicht gerne von jedem an den gleichen Stellen ge-

streichelt. (Achten Sie darauf, dass das Kind den Genitalbereich und den Poschlitz auf alle Fälle rot malt!) (→ **Arbeitsblatt** 5)

15. **Male die Ja-Nein-Bilder rot und grün aus, wie bei einer Ampel. Rot ist nein, Grün ist Ja. Schau sie dir an und entscheide nach deinem Gefühl** (→ **Arbeitsblatt** 6).

Kapitel 5: Geheimnisse

Allgemeiner pädagogischer Hintergrund zum Thema Geheimnisse

Nicht jeder Täter verbietet Kindern, über die sexuellen Erlebnisse zu reden, vielmehr schweigen die Kinder (auch) aus Scham, Einsamkeit und einem fehlenden Vokabular, denn über sexuellen Missbrauch redet man in der Regel nicht mit Kindern. Von daher können sie sexuelle Übergriffe nicht einordnen und benennen. Sie zweifeln an der eigenen Wahrnehmung, weil der Täter es positiv darstellt. Auch denken sie oft, dass der Täter ein Recht auf Sexualität mit ihnen hat, oder auch, dass die anderen davon wissen und es akzeptieren, die Dinge also so in Ordnung sind. Der Täter verniedlicht sein Tun oft mit einem Begriff wie: »Unser kleines (oder süßes) Geheimnis.«

Auch drohen Täter damit, dass das Kind Vorteile (Geschenke und Zeit) verliert, etwas passiert oder jemand erkrankt, die Eltern ihm nicht glauben, ja sogar eine Haftstrafe oder Heimunterbringung führen sie als Grund an, damit das Kind schweigt und nichts verrät.

Oftmals geben Kinder uns Signale und Hinweise, auf die wir nicht reagieren, weil wir sie nicht erkennen. Sie fürchten auch, verlacht, nicht ernst genommen oder auch abgewertet zu werden. Die Frage: »Warum hast du das nicht früher erzählt?«, ist sehr schnell ausgesprochen. Wenn Kinder dann doch endlich reden, kann gerade diese Frage vom Kind nicht beantwortet werden.

Gerade für Jungen ist die Angst vor einer Abwertung und Kritik ein wesentlicher Grund, über lange Zeiten hinweg zu schweigen. Sie leiden besonders stark unter dem Gefühl der Ohnmacht, weil sie doch als Jungen eigentlich so stark sein müssten, sich alleine wehren zu können. Mädchen ahnen oder wissen, dass die Mutter traurig würde, und schweigen auch, um die Mutter nicht zu belasten.

Für Jungen hat das Gespräch über Sexualität schon früh einen hohen Stellenwert. Dazu gehören auch Gespräche, in denen sie mit ihrem Wissen angeben. Wir sollten versuchen, den Jungen ein sachliches Gespräch über Sexualität anzubieten, aber auch deutlich machen, dass ein sexueller Missbrauch in der Regel mit einem »blöden« Geheimnis verbunden ist.

Je länger so ein Geheimnis dauert, desto intensiver ist die Traumatisierung, die ein Kind erleidet. Deshalb sollten Kinder ermutigt werden, über »blöde Geheimnisse« zu reden.

Kinder lieben eigentlich Geheimnisse, aber diese Geheimnisse finden irgendwann ein Ende. Die Spannung löst sich auf. Die Unterscheidung zwischen »spannenden« Geheimnissen (z. B.: zur Weihnachtszeit) und »blöden« Geheimnissen (z. B.: Diebstahl, Alkohol, Drogen) ist wichtig.

Da Täter, solange ein Missbrauch geheim ist, immer weitermachen, ist es wichtig, Kindern Sicherheit zu geben, dass sie über sexuellen Missbrauch mit uns reden können, wir sie verstehen und ihnen helfen werden.

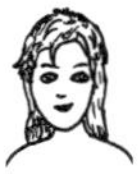

Mädchen: *»Der Geheimniskasten«*

Pädagogischer Hintergrund

Inmitten von Hochhäusern, Garagen und Straßen steht ein altes, kleines Haus. Darin wohnt eine alte Frau, und Nicole, ein Mädchen, die sexuelle Übergriffe von ihrem Opa erlebt, findet hier Verständnis und kann über ihr Geheimnis reden. Nur wenn ein Mädchen von einem blöden Geheimnis erzählt, kann man ihr helfen.

Der Opa hatte seine Tat als Pflegehandlung und Doktorspiel dargestellt. Er nutzt die Naivität von Nicole aus, die dem Großvater vertraut. Er macht ihr Angst, dass die Oma krank wird oder stirbt, wenn Nicole redet. Er hat also die Wahrheit verdreht, um Nicole missbrauchen zu können, und das machen alle Täter: Sie lügen!

Die alte Frau braucht viel Geduld, bis Nicole endlich das Vertrauen hat, um ihr von dem Geheimnis zu erzählen. Kinder sollten bei Vermutungen nicht unter Druck gesetzt werden. Wenn Sie mit dem Mädchen die Geschichte lesen, wird es wissen, dass es bei Ihnen Hilfe bekommt, wenn es Kummer hat.

Ihr Kind sollte wissen, dass Sie mit ihm in ärztliche Behandlung gehen, vor allen Dingen, wenn eine Erkrankung im Genitalbereich vorliegt. Lassen Sie Ihr Kind bei der Untersuchung nicht allein und informieren Sie den Arzt über Ihre Gründe. (Niemand sollte das Kind einfach so im Genitalbereich berühren!) Spätestens ab dem 5. Lebensjahr sollte Ihr Kind sich alleine im Intimbereich waschen und von Ihnen lernen, dass dieser Bereich für **jeden** tabu ist.

Der Geheimniskasten

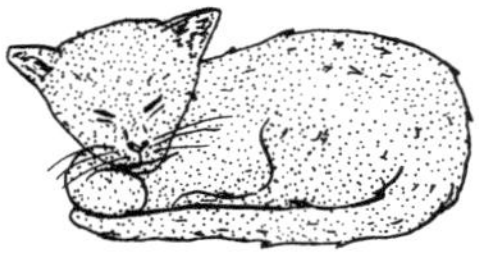

Inmitten der Stadt, zwischen Straßen, Mietshäusern und Garagen, stand seit nun fast 100 Jahren ein kleines Haus, das gar nicht in die moderne Umgebung passte. Der graue Putz zeigte Risse, die Farbe an der verwitterten Fassade blätterte. Die Fensterläden hingen schief in den Angeln und dazwischen drängten sich kleine Fenster. In einem davon war der Stammplatz einer schwarzen Katze, die sich hier das stumpfe Fell von den Sonnenstrahlen wärmen ließ. Der wilde Garten war mit einem Zaun eingefasst, dessen grüne Farbe schon längst abgeblättert war. In dem Haus wohnte eine alte Frau, die schwerfällig an einem Stock ging.

Obwohl das Häuschen so alt und unansehnlich war, wirkte es durch die üppig blühenden Rosenbüsche, die davorstanden, einladend und geheimnisvoll. Die Kinder liebten es, aber sie fürchteten sich ein wenig vor der alten Frau. Dabei war die Frau eigentlich sehr nett, denn sie ließ die Kinder in ihrem wilden Garten spielen. Dort stand ein großer Kirschbaum. Die Kinder kletterten oft bis in ein altes, selbstgebautes Baumhaus hinauf. Sie nannten sich die Baumhauskinder und besprachen hier ihre Pläne. Im Sommer brachte die alte Frau ihnen kalten Saft und im Winter kochte sie ihnen Kakao. Und trotzdem war ihnen die Alte mit ihrer Katze unheimlich.

»Bestimmt ist sie eine Hexe«, munkelte Lars, als sie wieder einmal im Baumhaus saßen, »denn alle Hexen haben schwarze Katzen und sind freundlich zu Kindern. Die will uns bestimmt nur anlocken ...«

»... und uns in den Ofen schieben!«, vollendete Susi seinen Satz mit nicht zu überhörendem Spott.

Alle Kinder redeten aufgeregt durcheinander. War die Frau nun eine Hexe oder nicht? Was sprach dafür und was dagegen?

Nur Nicole saß dabei und schwieg. Immer wieder dachte sie an ihren Opa.

»Sag du doch auch mal was dazu«, forderte Susi sie auf. »Lass mich, ich hab Bauchschmerzen«, flüsterte Nicole tonlos.

»Ach, du bist ganz komisch geworden, du machst ja gar nicht mehr richtig mit«, ärgerte sich die Freundin.

Nicole stand auf, und die anderen bemerkten nicht, dass sie wegging. Als sie gerade den Garten verlassen wollte, öffnete sich knarrend die Haustür und die alte Frau fragte: »Na Nicole, schon keine Lust mehr?« Und noch bevor Nicole etwas erwidern konnte, fuhr sie fort: »Komm doch herein, ich habe gerade Saft eingeschenkt, es ist ja heute wieder so heiß.«

Nicole hätte lieber abgelehnt, aber sie traute sich nicht. Sie ging hinein und betrat die kleine Wohnküche. Als sie sich auf das durchgesessene, alte Sofa setzte, verschwand sie fast hinter dem Küchentisch. Nicole trank einen Schluck Saft.

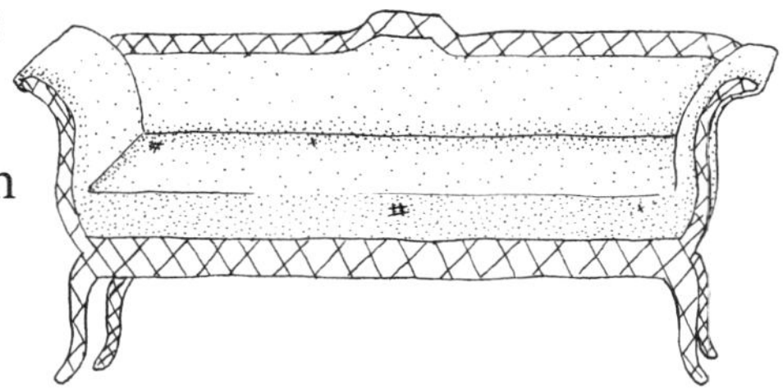

»Ich habe dich schon seit einer ganzen Weile nicht mehr lachen sehen«, begann die alte Frau. »Ich werde das Gefühl nicht los, dass dich etwas traurig macht.« Nicole hielt das Glas mit beiden Händen fest und vermied es, die Alte anzusehen.

»Wenn du Sorgen hast, kannst du mir ruhig davon erzählen, vielleicht kann ich dir helfen«, ermunterte sie das Mädchen. Doch Nicole schwieg.

»Manchmal hilft es schon ein wenig, über den Kummer zu reden. Wenn du etwas nicht verraten darfst, könnte ich es für mich behalten, denn ich habe einen Geheimniskasten.«

Nicole leerte hastig ihr Glas und fragte schüchtern: »Kann ich jetzt gehen?«

Die alte Frau nickte und meinte: »Ich freue mich, wenn du mich wieder besuchen kommst.« Sie humpelte voran zur Tür.

Wenige Tage später kam Nicole wieder zu ihr. Die alte Frau bat sie sogleich herein. Und wieder saß Nicole stumm auf dem Sofa und trank ihren Saft. So kam Nicole noch oft, und die alte Frau erzählte so vor sich hin. Eines Tages aber fragte Nicole plötzlich: »Was ist eigentlich ein Geheimniskasten?«

Die alte Frau rückte den Stuhl zurück, stand auf und sagte: »Warte, ich zeige ihn dir.« Sie schlurfte davon, und kurz darauf brachte sie ein altes, poliertes Holzkästchen unter dem Arm herein: »Das ist mein Geheimniskasten, und ich will dir auch erklären, was er für mich bedeutet.«

Die alte Frau machte es sich in einem Sessel bequem, stellte die Füße auf eine Fußbank und den Geheimniskasten auf ihren Schoß. Sie öffnete langsam den Deckel und nickte versonnen mit dem Kopf: »Ich erinnere mich an ein kleines Mädchen. Es war damals ungefähr so alt wie du.« Sie suchte im Geheimniskasten herum und zog dann einen vergilbten Zettel heraus. »Da habe ich ihre Geschichte gefunden.« Sie überflog die Zeilen und sprach schließlich weiter: »Auch sie war sehr still und redete kaum, bis sie eines Tages zu mir kam und weinte, und mir schließlich ihr Geheimnis verriet. Sie durfte nämlich niemandem sagen, dass ihr Bruder komische Dinge mit ihr machte, wenn er mit ihr alleine war. Sie hatte Angst davor, doch der Bruder hatte ihr verboten, darüber zu reden.«

»Was wäre denn passiert, wenn sie es verraten hätte?«

»Er hatte ihr Prügel angedroht.«

»Aber niemand würde dann krank werden und sterben?«, fragte Nicole leise.

»Nein. Es gibt eben viele verschiedene Drohungen, die alle Angst machen und dafür sorgen, dass man keinem Menschen etwas erzählt.« Die alte Frau machte eine Pause, sah Nicole direkt an und fragte: »Wenn du ein Geheimnis verraten würdest, würde also jemand krank werden und sterben?«

Nicole nickte.

»Es gibt Geheimnisse, die Kindern sehr viel Spaß machen. Sie bauen sich eine Höhle oder einen Geheimplatz, an dem sie keiner sieht. Sie verstecken ein Geschenk für Vater oder Mutter zu Weihnachten. Sie reden mit der Freundin heimlich über den ersten Jungen, in den sie sich verliebt haben. All das sind schöne und spannende Geheimnisse. Aber es gibt auch solche, die Kindern Angst machen. Alle Geheimnisse sammle ich in meinem Kasten. Ich schreibe sie auf und stecke die Zettel hier hinein. Da bleiben sie und dürfen nur heraus, wenn ich es erlaube und es eine Lösung gibt. – Dein Geheimnis könnte ich auch hier hineinstecken.«

»Aber dann würde Oma krank werden und sterben.«

»Das wäre sehr schlimm. Wer sagt so etwas?«

»Der Opa!«

»Das muss ein böses Opageheimnis sein. Ich denke, dein Opa weiß gar nicht, wie dumm das von ihm ist. Solche Geheimnisse muss man eigentlich weitersagen, weil man sonst selber krank wird und Bauchschmerzen bekommt. Wenn ich dein Geheimnis höre und es nicht weitersage, wird die Oma dann auch krank?«

Nicole zuckte mit den Schultern.

»Dein Opa würde gar nicht merken, was du mir erzählst.«

»Aber es ist so schlimm.« Nicole weinte und schluchzte.

Die alte Frau stellte den Geheimniskasten zur Seite und setzte sich neben Nicole auf das Sofa. Sie nahm sie in den Arm und hielt sie fest. Langsam wurde Nicole ruhiger und die alte Frau fragte: »Erzählst du mir dein Geheimnis?«

Und Nicole erzählte, dass sie und der Opa krank seien. »Immer wenn wir zusammen baden, sieht der Opa an meiner Scheide nach, ob ich noch krank bin. Er hat sich bei mir angesteckt, denn auch sein Penis ist rot. Der Opa versucht die Krankheit wegzustreicheln.«

Die alte Frau nickte: »Jetzt verstehe ich. Aber ich denke, dass dein Opa da ein ganz dummes Spiel mit dir spielt. Du bist bestimmt nicht wirklich krank, denn sonst würde er dich zu einem Arzt bringen. Sein Doktorspiel ist gar nicht erlaubt. Deshalb will er auch nicht, dass du es weitererzählst.«

Ungläubig sah Nicole die alte Frau an. Die fuhr fort: »Ich freue mich, dass du mir dein Geheimnis gesagt hast. Ich werde es aufschreiben und in meinen Geheimniskasten legen. Du denkst nun darüber nach, was ich dir gesagt habe, und dann überlegen wir bei deinem nächsten Besuch, wie ich dir helfen kann.« Nicole nickte und lächelte.

Gerade, als sie beide zur Türe gingen, wurde von außen laut dagegengeklopft:

»Sofort aufmachen«, rief eine Kinderstimme, »oder wir holen die Polizei!«

Die alte Frau öffnete die Tür. Draußen standen die Baumhauskinder und sahen sie verdutzt an. Lars stotterte verlegen: »Wir wollen Nicole wiederhaben. Sie dürfen ihr nichts tun. Wir werden sie beschützen.«

Nicole drängte sich an der alten Frau vorbei und sagte: »Ihr braucht mich nicht zu retten, denn sie ist bestimmt keine Hexe. Sie wird mir helfen.«

»Und ich freue mich, dass Nicole so mutige Freunde hat, die es sogar mit einer Hexe aufnehmen wollen«, sagte die Frau schmunzelnd. »Wie wäre es mit einer kleinen Erfrischung für die Hexenjäger?«

Arbeitsvorschläge

1. Was würdest du Nicole raten, was sie tun sollte?
2. Der Opa reibt an der Scheide von Nicole und an seinem Penis. Das ist *sexueller Missbrauch.* (Weißt du noch, wie das schwierige Wort hieß?)
3. Der Opa sagt, dass es ein Geheimnis ist. Denkst du, dass so etwas ein schönes oder ein blödes Geheimnis ist? Welche schönen Geheimnisse kennst du? *Überraschungen für Geburtstage und Weihnachten, du hast einen Streich ausgeheckt, du hast etwas versteckt etc.*
4. Der Opa will nicht, dass Nicole darüber redet. Was glaubst du, warum er das nicht will? *Er weiß, dass es sexueller Missbrauch ist und dass das verboten ist, dass niemand das mit Kindern machen darf, weil sie davon Bauchschmerzen oder schlimme Träume bekommen.*
5. Glaubst du, dass der Opa die Wahrheit sagt, oder lügt er, wenn er sagt, dass Nicole und er krank seien. *Er lügt, denn Nicole ist gar nicht krank und er auch nicht. Er sagt das nur, damit Nicole nichts verrät. Es macht ihr auch Angst, wenn er sagt, dass die Oma sonst krank würde oder auch sterben würde, aber er weiß, dass die Oma auf ihn sauer wäre. Deshalb lügt er.*
6. Wie findest du die alte Frau? Glaubst du, dass sie eine Hexe ist? Gibt es eigentlich echte Hexen?
7. Auch die Freunde machen sich Sorgen und wollen Nicole retten. Sie sind sehr mutig. Wer könnte dir helfen, wenn du ein Problem hast?
8. Wenn dich jemand missbrauchen würde, würde ich dir helfen, denn so etwas erleben viele Mädchen. Ich würde mir wünschen, dass du mutig wärest und mir das sagen würdest, denn ein Missbraucher hört in der Regel erst auf, wenn man das Geheimnis verraten hat.
9. Wem, außer der alten Frau, könnte Nicole ihr Geheimnis verraten? Wer könnte helfen? *Mama, Papa, Oma, Lehrerin, Tante, Menschen, denen du vertraust.* – Freunde können nicht so gut helfen, weil sie noch nicht erwachsen sind und nicht wissen, was man tun kann.
10. Was und womit spielst du am liebsten in der Badewanne? Denn Baden macht normalerweise viel Spaß. *Schaum, Tiere, Puppen, Plastikflaschen, Schiffe etc.*
11. Male das alte Haus inmitten vieler Hochhäuser, Garagen und Straßen.
12. Bastle dir einen Geheimniskasten aus einem Karton!
13. Male ein altes Fenster und klebe eine ausgeschnittene Katze, Gardinen und Blumen aus einer Zeitschrift hinein.
14. Schenke jemandem, den du lieb hast, eine Rose, wie sie vor dem Haus der alten Frau wuchsen.
15. Wie viele Geschenke sind im Bild versteckt? *Sieben* (➜ Arbeitsblatt 7).

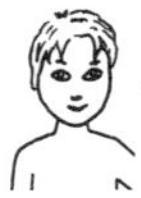

Jungen: *»Der Papierfresser«*

Pädagogischer Hintergrund

In der Geschichte unterhalten sich Jungen darüber, ob sie schon mal so richtig geküsst haben. Da kommt ein fremder Mann hinzu und bietet den Jungen Material zum Thema Sexualität an. Er will auch zahlen, wenn die Jungen bereit wären, sich filmen und fotografieren zu lassen. Dabei erweckt er den Anschein, dass er den Jungen etwas Spannendes zu bieten hätte. Er fordert aber auch, dass sie nichts verraten dürfen.

Ein kleiner Papierfresser, der in einem Container lebt, hat alles mit angehört und weiß, da er sehr belesen ist, genau, was der Fremde will.

Alle Gefahr vergessend, gibt er sich kurzfristig zu erkennen und warnt die Jungen. Sie erzählen es weiter und so kann die Polizei den Fremden am nächsten Tag verhaften.

Die Jungen werden hier zu »Helden«, denn sie arbeiten mit der Polizei zusammen. Dies ist für Jungen reizvoll und kann unter anderem Anlass sein, mit Kindern über die Aufgaben und Arbeit der Polizei bei sexuellem Missbrauch zu sprechen. Es ist wichtig, hier zu verdeutlichen, dass die Verantwortung für sexuellen Missbrauch der Täter/die Täterin trägt, keinesfalls die Kinder, auch wenn diese neugierig sind.

Innerhalb der Geschichte werden verschiedene Geheimnisse einander gegenübergestellt, die eine deutliche Bewertung von »guten« und »blöden« Geheimnissen möglich machen. Außerdem wird hier die Problematik von Pornographie mit Kindern angesprochen.

Kurz wird auch das Thema Alkohohl gestreift, denn Täter versuchen auch durch Alkoholgaben eine Reduzierung der Hemmschwellen bei ihren Opfern zu erreichen.

Der Papierfresser

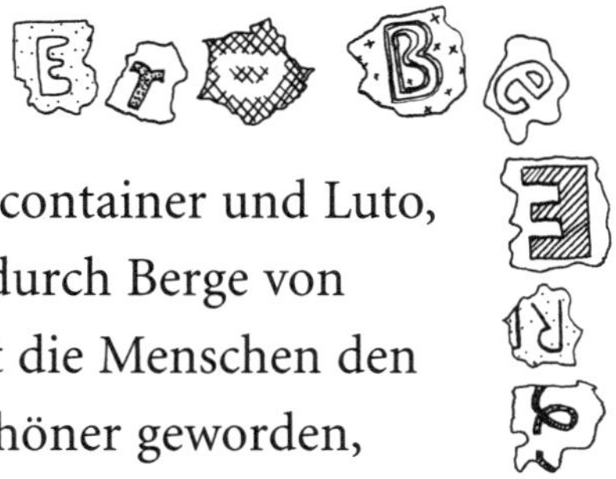

Es raschelte und knisterte im Papiercontainer und Luto, der kleine Papierfresser, fraß sich durch Berge von Zeitungen, Zeitschriften und Pappe. Seit die Menschen den Müll trennten, war sein Leben so viel schöner geworden, denn er musste sich nicht mehr durch klebrigen und übel riechenden Müll arbeiten, um ein sauberes, leckeres Stück Papier zu erwischen. Heute geschah es nur noch selten, dass etwas in den falschen Container geworfen wurde, und wenn, dann war es schon mal eine leere Weinflasche, die eigentlich in den Glascontainer gehörte. Der kleine Luto freute sich dann sehr, denn so ein mit Wein getränktes Stück Papier war ein besonderer Leckerbissen, wenngleich er gelernt hatte, dass er mit Alkohol sehr vorsichtig umgehen musste. Einst hatte Luto zu viel davon genascht, so dass er laut herumkrakeelte und torkelte. Er wusste gar nicht mehr so recht, was er machte, und wäre deshalb fast erwischt worden. Und was dann die Menschen mit ihm gemacht hätten, das kann man sich ja leicht denken. In einem Käfig eingesperrt, müsste er Späße machen oder er würde in einem Labor als Versuchsobjekt untersucht. Deshalb war der kleine Luto jetzt lieber vorsichtig und aß nie zu viel von so leckeren Bissen.

Zwar sah der eine oder andere schon einmal verwundert in den Container, was da so raschelte und knisterte. Da Luto aber wie ein kleiner, geknüllter Papierball mit dünnen, schwarzen Ärmchen und Beinchen war, konnte man ihn so schnell nicht erkennen. Die Menschen dachten dann, dass da wohl eine Ratte oder Maus im Container säße, und gingen ihrer Wege. Niemand wusste, was es alles für kleine Wesen gab, zumal die Menschen schon lange nicht mehr an Zauberwesen glaubten.

So fraß sich der kleine Luto nun schon viele Jahre von einem Leckerbissen zum nächsten. Besonders gut schmeckten ihm Bilder von Erdbeeren. Da war es ihm gleichgültig, ob es sich um ein Reklamebild oder ein Kuchenrezept handelte, Hauptsache, es waren Erdbeeren. Auch das geschriebene Wort »Erdbeeren« liebte er, erinnerte es ihn doch zumindest an den Geschmack der abgebildeten Frucht. Manchmal fraß er sich auch die Buchstaben E-R-D-B-E-E-R-E aus verschiedenen Artikeln zusammen. Denn lesen konnte er gut. So las er überhaupt alles, bevor er es fraß. Deshalb war der kleine Papierfresser auch über alles recht gut informiert, was es so gab. Er las über Politiker, Könige und Stars. Er wusste Bescheid über Unfälle, Gerichtsverfahren, Schulentwicklungspläne und was sonst noch alles in Zeitungen und Zeitschriften oder Büchern stand.

Eines Tages – er fraß gerade einen Zeitungsbericht über einen schlimmen Unfall – hörte er, wie zwei Jungen miteinander redeten. Luto versuchte zu erspähen, was sie in den Container werfen würden, aber da kam nichts, doch da der Papierfresser auch ein neugieriger kleiner Kerl war, kletterte er ein Stückchen höher und lauschte.

»Hast du sie schon geküsst, Tobi?«, fragte der eine.

»Aber klar doch«, kam zur Antwort.

»Ich meine nicht nur so, ich meine – so richtig«, hinterfragte der erste und Tobi schränkte ein: »Na, so ganz richtig halt nicht.«

Die Jungen unterhielten sich über Mädchen und Luto schmunzelte. Er wusste aus Zeitschriften, was für Jungen wichtig war. Da war die Rede von Brüsten und von Penissen, wobei die Größe eines Penis für die Jungen genauso wichtig war wie die Größe von Brüsten und deshalb neigten alle Jungen hier zu ungewöhnlichen Übertreibungen. Luto aber wusste aus Büchern, dass die Größe selbst überhaupt nichts ausmacht.

Luto war es auch ganz egal, wie dick sein Bauch gerade war. Er dehnte sich aus oder zog sich zusammen, gerade wie ihn die Lust zum Essen überkam, und alles andere war ihm egal.

»Dumme Jungen«, murmelte er, »wenn sie sich nicht so aufgeblasene Geschichten erzählen würden, wäre das alles einfacher, immer müssen sie angeben«, murmelte er vor sich hin, als er wieder Schritte hörte.

Die Jungen schwiegen plötzlich, aber Luto hörte eine Männerstimme: »Na ihr zwei, hab ich euch erwischt, ihr schaut euch wohl Nackedei-Bilder an?« Und ohne eine Antwort der verdutzten Jungen abzuwarten, hielt er ihnen seine Zeitschriften hin.

»Schaut mal her, ich habe hier tolle Bilder.« Und als er den beiden die Bilder hinhielt, flüsterte er geheimnisvoll: »Aber verratet es nicht weiter. Ich verlass mich drauf, dass ihr schon ganze Kerle seid.«

Die Jungen sahen sich unsicher an, nickten aber zustimmend. Dann schauten sie auf die Nacktfotos, die er ihnen hinhielt, und er flüsterte verschwörerisch: »Ich könnte euch noch viel bessere Bilder zeigen, aber dann müsst ihr schweigen können wie richtige Männer.« Die Jungen wollten natürlich Kerle sein und nickten.

Luto kletterte höher. Er wollte auch die besseren Bilder sehen und kletterte zum Containerrand. Vielleicht waren da ja ganz dicke Erdbeeren, denn natürlich dachte er schon wieder ans Essen.

Was er da aber sah, das waren keine Erdbeeren, und der fremde Mann schlug den Jungen gerade vor: »Wir könnten miteinander auch solche Bilder, ja sogar Filme machen. Ihr seid ja schon groß und das macht uns bestimmt einen Riesenspaß. Ihr könntet damit auch gutes Geld verdienen. Was ihr euch dafür kaufen könntet!« Er zwinkerte den Jungen zu. Sie beugten sich neugierig vor und sahen auf die Bilder, aber sich selber so fotografieren und filmen lassen? Da war es ihnen doch etwas mulmig. Der Fremde schenkte den Jungen die Zeitschrift und er versprach, am nächsten Tag wiederzukommen.

»Doch ihr müsst mir versprechen, nichts davon weiterzuerzählen, denn eigentlich sind das doch nur Sachen für echte Männer«, ermahnte er sie noch mal. Er wollte noch mehr Bilder mitbringen, wenn die Jungen sich als echte Männer beweisen würden, aber nun reichte es dem kleinen Papierfresser.

Luto wusste aus seiner umfangreichen Lektüre genau, was das für einer war. Der wollte die Jungen sexuell missbrauchen, da war er sich ganz sicher, und das war ganz und gar und total verboten. Nur, woher hätten die Jungen das wissen sollen? Um die Jungen zu schützen, vergaß der kleine Luto, dass er sich eigentlich verborgen halten musste, denn hier ging es um ein Verbrechen, und die kannte er genügend aus seinen Zeitungen und Kriminalromanen. Schnell kletterte er auf den Rand des Containers, rülpste laut und rief mit seiner dünnen, trockenen Stimme: »He, Jungs, schaut mal her.«

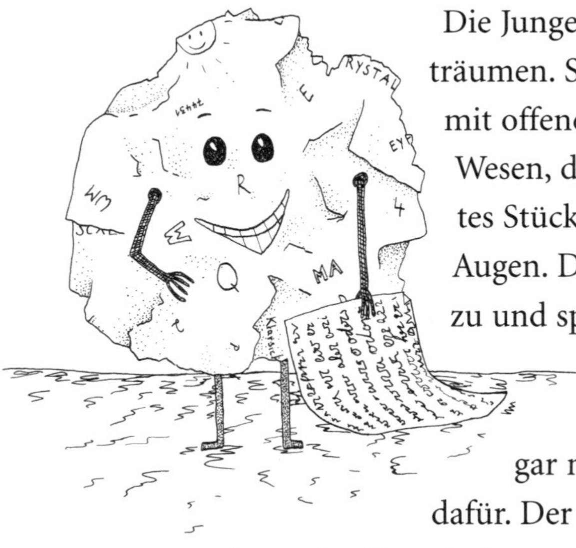

Die Jungen drehten sich um und glaubten zu träumen. Sie stießen einander an und standen mit offenem Mund vor dem unbekannten Wesen, das aussah wie ein zusammengeknülltes Stück Zeitung mit großen, schwarzen Augen. Doch Luto sagte: »Macht den Mund zu und sperrt die Ohren auf. Was der Fremde euch da angeboten hat, ist für Kinder nicht gut und ihr wollt es auch gar nicht, deshalb bietet er euch ja Geld dafür. Der will mit euch was machen, was verboten ist. Ihr würdet euch hinterher nur mies fühlen. Das ist ein ausgesprochen, absolut und entschieden dummes Geheimnis. Kommt nicht wieder her zu ihm, aber erzählt es weiter! Sagt es der Mutter, dem Vater oder der Polizei!« Und ehe die Jungen etwas sagen konnten, war der kleine Papierfresser verschwunden.

Als sie sich von ihrem Schreck erholt hatten, durchwühlten sie den Container, fanden aber den kleinen, sprechenden Papierball in all dem Papiergewühl nicht mehr.

Am nächsten Tag kamen die Jungen dann trotzdem wieder zurück, doch mit ihnen auch die Polizei, denn die Jungen hatten es weitererzählt, obwohl ihnen das nicht leicht fiel. Als der Fremde kam, wurde er auf der Stelle verhaftet, und das konnten die Jungen dann überall erzählen. Sie waren die Helden, denn sie hatten geholfen, einen schon von der Polizei gesuchten Verbrecher zu fangen; denn das, was er mit ihnen vorhatte, hatte er auch schon mit anderen Jungen gemacht.

Sie waren sehr stolz, hatten aber auch Luto nicht vergessen. Immer wieder suchten sie den kleinen Papierfresser, aber gefunden haben sie ihn nie.

Arbeitsvorschläge

1. **Die Jungen haben sich nicht auf den Fremden eingelassen, obwohl sie bestimmt neugierig waren. Denkst du, dass das richtig war?**
2. **Wusstest du, dass es strafbar ist, wenn jemand mit Jungen Nacktfotos macht?** (Wenn Mama und Papa dich fotografieren, weil du gerade nackig in der Badewanne spielst, ist das etwas anderes, aber wenn man sich extra ausziehen muss, ist das nicht in Ordnung.)
3. **Kennst du den Begriff Pornographie und kannst erklären, was das ist? Sonst kann ich dir das erklären.** *Es gibt Filme und Fotos, in denen Menschen gezeigt werden, wie sie Sex machen/sich lieb haben und kuscheln, wenn sie ausgezogen sind. Das macht Kindern aber genauso viel Angst wie Gruselfilme oder Filme mit viel Gewalt. Da Kinder so etwas noch nicht verstehen und von der Wirklichkeit noch nicht trennen können, ist es nicht gut, wenn Kinder solche Filme sehen.*
4. **Der Fremde sagt, dass die Jungen es nicht weitersagen sollen, was denkst du, warum er das will?** *Er weiß, dass er das nicht darf und dass es strafbar ist.* **Auch das ist nämlich eine Form von sexuellem Missbrauch.**
5. **Der Fremde sagt, dass es ein Geheimnis ist. Du findest Geheimnisse bestimmt spannend. Aber es gibt schöne und blöde Geheimnisse. Kannst du sagen, was es für schöne Geheimnisse gibt?** *Überraschungen für Geburtstage und Weihnachten, du hast einen Streich ausgeheckt, du hast etwas versteckt etc.*
6. **Alle Missbraucher machen aus einem Missbrauch ein Geheimnis. Oft trauen Jungen sich nicht, das zu erzählen, weil es ihnen peinlich ist, dass sie sich nicht wehren konnten.**
7. **Bei wem könntest du dir Hilfe holen, wenn du so etwas erleben würdest? – Freunde können übrigens nicht so gut helfen wie Erwachsene, sie wissen nämlich noch nicht, wie man das macht. – Ich würde es gut finden, wenn du mir so etwas erzählen würdest, damit ich dir helfen kann. Es gibt nämlich viele Jungen, die missbraucht werden.**
8. **Bastle dir aus einer Zeitung einen Papierfresser.** (Die Augen und einen großen Mund kannst du aufmalen oder aufkleben und die Arme und Beine aus dünnen Zeitungsstreifen ankleben.)
9. **Wenn du wissen möchtest, wie ein nackiger Mensch aussieht, zeigt dir Mama oder Papa bestimmt ein Bild, z. B. in einem Aufklärungsbuch.**
10. **Welche Aufgabe hat die Polizei, wenn sie von einem Menschen erfährt, der Kinder sexuell missbraucht? Muss man eigentlich immer zur Polizei gehen?** *Nein, denn man muss nicht immer eine Anzeige machen. Wichtig ist, dass Mama oder Papa dafür sorgen, dass derjenige dich nicht mehr missbrauchen kann.*
11. **Du kannst auch mal die Polizei besuchen, vielleicht darfst du dich sogar mal in ein Polizeiauto mit Blaulicht setzen, wenn Mama oder Papa erzählen, welche Ge-**

schichte du gehört hast. Polizistinnen und Polizisten sind eigentlich ganz nett und helfen dir.

12. Hast du schon mal eine Papierballschlacht gemacht? Zeitungen habt ihr bestimmt und es macht viel Spaß.
13. Welche Bilder schaust du dir gerne an? *Vielleicht von Flugzeugen, Autos oder sonst einer Sache, die dich interessiert?*
14. Wie viele Geschenke sind im Bild versteckt? *Sieben* (➔ Arbeitsblatt 7).

Kapitel 6: Intuition

Allgemeiner pädagogischer Hintergrund zum Thema Intuition

Intuitionen sind unmittelbare gefühlsmäßige Erkenntnisse, die nicht so klar sind wie Gefühle. Man kann etwas nicht begründen und hat nur ein Gespür. Aus dem Kontakt mit anderen Menschen kennen wir das eigentlich alle. Jemand ist uns einfach unsympathisch, wir können jemanden nicht riechen, obwohl wir eigentlich noch gar nichts Negatives mit dieser Person erlebt haben. Wir sind dann vorsichtig und vermeiden engeren Kontakt, ohne dies begründen zu können.

Auch Kinder erleben Situationen, in denen sie ihr Unwohlsein nicht richtig begründen können oder auch noch keine Worte dafür haben. Sie müssen wissen, dass sie das Recht haben, auf so eine innere Stimme zu hören, und sich vertrauen und sich anderen anvertrauen können.

Sie brauchen dafür unsere Unterstützung, denn wie oft gehen wir ohne Überlegung über Ängste des Kindes hinweg: »Der Nachbar ist doch nett und meint es nur gut mit dir.«

Gerade Übergriffe im Schlaf werden oft nur unterbewusst wahrgenommen. Auch können Übergriffe schon im selben Moment, in dem sie geschehen, verdrängt werden. Auch wenn Kinder Missbrauch nicht bewusst und wach erleben, nimmt das Gehirn das Erlebte auf, speichert es und sorgt für Komplikationen in der Gefühlswelt.

Oft sind nur Verhaltensänderungen ein Hinweis. Alpträume, Ängste, Regression, Aggression etc. können Hinweise sein, dass belastende Momente erlebt werden. Wenn wir die Gefühle eines Kindes im Alltag wegreden, z. B.: »Das tut doch nicht weh«, verharmlosen wir und schieben das Empfinden des Kindes beiseite. Das Kind lernt, dass der Erwachsene mehr über das Gefühlsleben weiß als es selbst.

Ermutigen Sie Ihr Kind, über Gefühle zu reden, gerade im Zusammenhang mit der Wahrnehmung von Menschen, mit denen es zu tun hat. Nehmen Sie diese Äußerungen ernst.

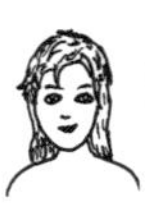

Mädchen: *»Gibt es Gespenster?«*

Pädagogischer Hintergrund

In der Geschichte wird erzählt, wie ein Mädchen an ihrer eigenen Wahrnehmung zweifelt. Isabel glaubt nicht an Gespenster. Trotzdem hat sie immer wieder das Gefühl, dass es doch welche gibt, und eines davon scheint sie immer wieder nachts zu besuchen. Sie erzählt ihrer Mutter davon. Aber die nimmt ihren Kummer nicht ernst. Isabel bekommt Schlafstörungen und Angst vor einem immer wiederkehrenden Traum, so dass sie eigentlich gar nicht mehr schlafen kann. Unterstützung bekommt Isabel schließlich von ihrer Oma. In ihr findet sie endlich jemanden, der sie ernst nimmt, denn die Mutter bagatellisiert ihre Ängste. Die Oma ermutigt ihre Enkelin, das Gespenst »zu fangen«.

Isabel findet heraus, dass der Nachbar, der abends auf sie aufpasst, wenn die Eltern weg sind, »das Gespenst« ist. Doch die Mutter lacht nur. Die Oma aber glaubt Isabel und will mit den Eltern reden.

Isabel erlebt, dass ihre Wahrnehmung sie nicht getäuscht hat. Durch Gespräche über dieses Thema bekommen Mädchen Mut und Selbstbewusstsein, ihren Gefühlen zu vertrauen.

Gibt es Gespenster?

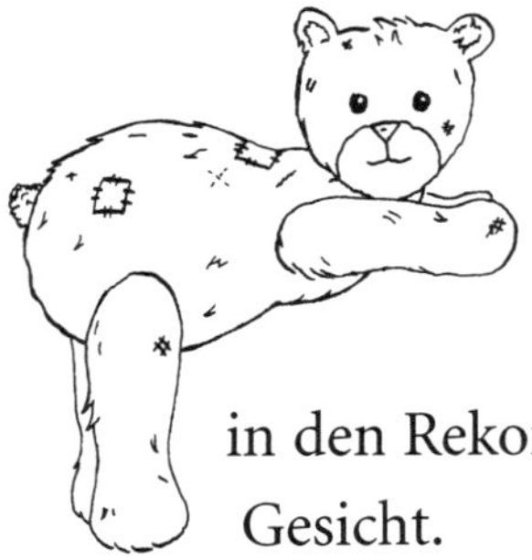

»Gespenster gibt es nicht«, beruhigte die Mutter Isabel, schob eine Hänsel-und-Gretel-Kassette in den Rekorder und strich Isabel die langen Ponyhaare aus dem Gesicht.

»Aber …«, wollte Isabel gerade antworten, doch die Mutter legte ihr einen Finger auf den Mund, sagte »gute Nacht« und ging leise hinaus. Isabel war allein – allein in dem Zimmer, in das nachts die Gespenster kamen.

Durch die Ritzen der Rollos zwängten sich die Lichter der vorbeifahrenden Autos. Sie warfen geisterhafte Schatten, die an der Zimmerdecke entlanghuschten und vor dem Kleiderschrank im Boden verschwanden. Der Märchenerzähler beschrieb, wie Hänsel und Gretel im Wald Kieselsteine auf den Weg warfen.

Isabel fuhr erschrocken hoch. Knisterte da nicht etwas unter ihrem Bett? Angespannt lauschte sie. Bewegte sich da nicht etwas? Sie wagte kaum zu atmen.

»Mama, Mama!«, schrie sie angstvoll.

Sogleich kamen Mutter und Vater in ihr Zimmer gestürzt. Doch sie zogen nur den heruntergefallenen Teddybären unter ihrem Bett hervor. Die Mutter legte ihn in Isabels Arm und wickelte beide in die warme Decke ein.

Wieder lag Isabel allein im dunklen Zimmer. Die Angst schnürte ihr die Kehle zu. Sie sah Gestalten huschen. Sie hörte Stimmen flüstern. Sie spürte einen Druck auf ihrer Decke. Ob das die Katze war? Aber sie traute sich nicht, hinzufassen.

Saß da ein Gespenst auf dem Stuhl? Oder hingen dort nur ihre

Anziehsachen? Angespannt starrte sie in die Dunkelheit. Ihre Augen brannten und genau in dem Moment, als sie die Lider schloss, meinte sie, das Gespenst auf dem Stuhl habe sich bewegt. Schnell öffnete sie wieder die Augen, aber schon verharrte es wieder reglos. Sie drückte sich eng an die Wand, zuckte aber sofort wieder zurück, denn sie erschrak vor dem weichen Fell des Teddybären, der dort lag.

Hänsel und Gretel schubsten gerade die Hexe in den Ofen, füllten sich die Taschen mit Lebkuchen und machten sich auf den Heimweg.

Endlich fielen Isabel die Augen zu. Aber im Schlaf wartete schon die unheimliche Kellerfee auf sie. Inmitten von altem Gerümpel und Sperrmüll bewachte die Fee ihre sieben Gespenster in sieben Flaschen. Isabel träumte, dass sie Kartoffeln aus dem Keller holen musste. Aus den Ritzen der Kartoffelkiste lugten die Keime der Kartoffeln hervor. Das sah gruselig aus. Plötzlich saß die Kellerfee auf der Kiste. Isabel zuckte zusammen und stieß an die Flaschen, die hinter ihr standen. Sie fielen klirrend um und heraus krochen die Gespenster der Kellerfee. Sie wurden immer größer und größer und streckten ihre Hände nach Isabel aus. Sie wollte weglaufen, aber sie konnte sich nicht von der Stelle rühren. Wie gelähmt stand sie da und erwachte weinend.

Immer wieder träumte sie nachts diesen schrecklichen Alptraum. Sie zweifelte, ob das alles wirklich nur Traum und Einbildung war. Vielleicht war sie ja verrückt! Die Geräusche klangen oft so echt. Sie hörte Stöhnen, fühlte Berührungen, und doch war dann nichts zu sehen. Wieder schlief sie ein und schreckte kurz darauf von einer Bewegung hoch. Aber nur der Vater saß an ihrem Bett und deckte sie gerade zu.

»Schlaf weiter, meine Kleine, du hast nur böse geträumt. Du weißt doch, Gespenster gibt es nicht.«

Isabel legte sich zurück in ihre Kissen. Vater war ja jetzt da und passte auf. Am nächsten Tag packte sie ihre Tasche und durfte bei der Oma schlafen. Sie erzählte von ihrem blöden Traum und meinte: »Ich weiß gar nicht, was ich machen soll. Ich träume das einfach immer wieder. Manchmal sogar mehrmals in der Nacht.«

»Glaubst du, dass es wirklich Gespenster gibt?«, fragte Oma. »Vielleicht ja«, meinte Isabel vorsichtig.

»Bestimmt hast du einen Gespensterfilm gesehen und der macht dir Angst?«, fragte Oma. Isabel schüttelte nur den Kopf.

»Dann versuche doch mal, das Gespenst zu fangen«, ermunterte Oma sie. »Ich gebe dir eine Taschenlampe mit, und immer, wenn du etwas hörst oder siehst, leuchtest du damit. Dann wird schon alles wieder gut.« Isabel war froh, dass Oma ihr helfen wollte, aber ob das auch wirklich klappte?

Am Abend versuchte Isabel, nicht einzuschlafen. Sie hatte Omas Taschenlampe mit ins Bett genommen und wollte unbedingt wach bleiben. Jedes Geräusch, jeden Schatten beleuchtete sie und stellte fest, dass gar nichts Furchterregendes zu sehen war. Und trotzdem hatte sie das Gefühl, dass die Geräusche und Unheimlichkeiten Wirklichkeit waren.

Die Taschenlampe nahm sie auch mit nach Hause und machte sich, so wie Oma es geraten hatte, jeden Abend auf Gespensterjagd. Doch immer wieder überkam sie der Nachtschlaf und beendete ihre Detektivarbeit.

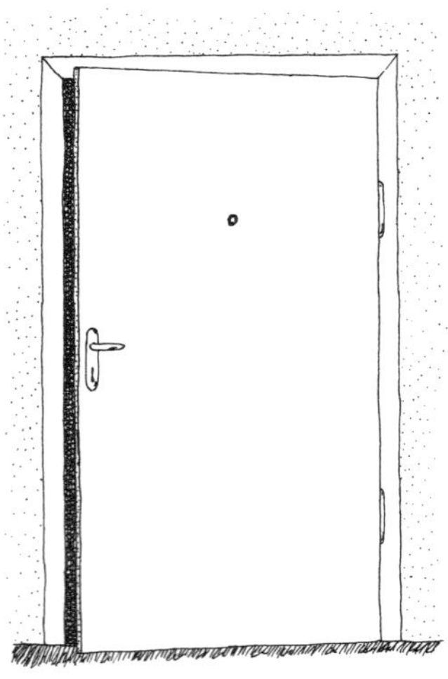

So war es viele Nächte hintereinander. Manchmal rief Oma an und fragte nach einem Erfolg. Aber es gab nichts über Gespenster zu berichten.

Doch eines Nachts, die Eltern waren ins Kino gegangen, da bewegte sich langsam die Türe. Ein dunkler Schatten kam herein. Im Schein des Flurlichts kam der Nachbar, der auf sie aufpasste, zu ihr ans Bett. Isabel wollte schon erleichtert aufatmen, da setzte er sich zu ihr. Isabel erstarrte und wusste nicht, warum. Die Augen hielt sie fest geschlossen, während der Nachbar sie aufdeckte und sie streichelte. Er streichelte über ihre Beine, schob seine Hand in ihre Schlafanzughose zu ihrer Scheide.

Sie hatte Angst, einfach nur Angst, und konnte sich nicht bewegen. Sie vermochte nicht die Taschenlampe in ihrer Hand einzuschalten. Mama und Papa konnte sie ja auch nicht rufen. Was würde er machen? Was tat er da? Sie stellte sich weiter schlafend, und als der Nachbar ging, weinte sie leise, damit er es nicht merken sollte. Erst spät schlief sie ein, als die Eltern wieder zu Hause waren und schon lange schliefen. Als die Mutter vorher noch mal ins Zimmer kam, tat sie auch so, als ob sie schliefe. Denn sie wusste nicht, wie sie es sagen sollte.

Sie fand nur schwer in den Tag hinein, als die Mutter sie morgens weckte, und sie sagte unsicher: »Mama, der Nachbar ist ein Gespenst.«

Die Mutter lachte nur und meinte: »Ach Isabel, wir sind so froh, dass wir ihn haben und er auf dich aufpasst. Der ist doch wirklich sehr nett. – Und immer wieder schenkt er dir doch auch was Schönes. Ohne ihn könnten wir nicht mal ins Kino gehen.«

»Kann denn Oma nicht auf mich aufpassen?«, fragte Isabel.

»Oma wird doch immer so früh wach, die braucht ihren Schlaf am Abend, und nun mach mal voran, du musst gleich zur Schule, wir reden später darüber.«

Isabel stand auf, machte sich fertig und kaute lustlos an ihrem Butterbrot. Die Mutter las die Zeitung, während sie ihren Kaffee trank.

»Darf ich heute zu Oma?«, fragte Isabel unvermittelt.

»Ich weiß nicht, ob sie heute einen Arzttermin hat, aber ich rufe sie an und fahre dich heute Nachmittag hin, wenn es geht.«

Ob Oma ihr glauben würde? Mit dieser Frage machte sie sich auf den Schulweg und war erleichtert, als Mama ihr nach der Schule sagte, dass Oma nach dem Mittagessen auf sie wartete.

Oma freute sich, als sie kam, und fragte, als die Mutter weg war, scherzend, was die Gespensterjagd mache.

Unsicher erzählte sie von ihrem nächtlichen Erlebnis. Oma wurde sehr ernst und erklärte dann: »Isabel, ich glaube dir, was du erzählst. Es gibt Menschen, die missbrauchen Kinder. Die machen genau das, was du mir gerade gesagt hast, und ich denke, euer Nachbar ist nicht so nett, wie Mama und Papa glauben. Ich werde mit ihnen reden und demnächst passe ich auf dich auf, wenn Mama und Papa wegwollen. – Ich bin mir ganz sicher, dass alles so war, wie du es mir erzählt hast.«

Isabel weinte und Oma nahm sie in den Arm und wiegte sie wie ein Baby. Jetzt würden die Gespenster nicht mehr kommen. Isabel wurde ruhiger und wusste, dass sie sich auf Oma verlassen konnte.

Arbeitsvorschläge

1. **Wie geht es Isabel damit, dass die Oma ihr glaubt und ihr helfen will?** *Isabel wurde ruhiger und weinte. Bestimmt ist sie erleichtert und es geht ihr schon besser.*
2. **Die Mutter glaubt Isabel nicht. Sie freut sich über die Hilfe des Nachbarn. Manchmal ist das so, dass Erwachsene nicht richtig hinhören. Dann kann man sich bei jemand anderem Hilfe holen. Wen könntest du um Hilfe bitten?**
3. **In diesem Fall war der Missbraucher der Nachbar, und der ist natürlich kein Gespenst! Kannst du dich noch erinnern, wer es in den anderen Geschichten war?** *Der Vater (der Zischhexe), der Onkel (der Prinzessin), der Opa (von Nicole).*
4. **Jeder Mensch kann ein Missbraucher sein. Denkst du, dass es eher Fremde sind oder Menschen, die man gut kennt und auch mag?** *Menschen, die man gut kennt und mag.* **Die sind nämlich in der Regel extra nett, aber nur, weil sie wollen, dass ein Mädchen mitmacht und nichts verrät. Fremde machen so was relativ selten. Es können Verwandte, Freunde, Lehrer, Trainer und andere Kinder sein. Manchmal machen so was auch Frauen. Eigentlich kann jeder ein Missbraucher sein, deshalb ist es ganz wichtig, dass du immer auf deine Gefühle achtest und daran denkst, dass du über deinen Körper selbst bestimmen kannst, vor allem im Genitalbereich!**
5. **Man weiß nicht immer genau, warum man jemanden nicht so ganz mag. Überlege mal, was dich an manchen Menschen stört.** *Vielleicht die Spuckeküsse, die Bartstoppeln, das Gerede, der Geruch, die Art, wie jemand mit dir umgeht etc.*
6. **Bestimmt hattest du auch schon mal einen Alptraum. Das hat man in der Regel, wenn man vor etwas Angst hat. Oft hilft es, den Traum zu erzählen oder auch zu malen. Dann kann man versuchen herauszufinden, was dir Angst macht.**
7. **Die Nacht hat viele Geräusche, überlege mal, was du alles in der Nacht hörst:** *den Fernseher, das Radio, Autos, Schnarchen, Gespräche, den Wind, den Regen etc.*
8. **Schau einmal, was du abends in deinem Zimmer alles erkennen kannst, wenn es dunkel ist!**
9. **Glaubst du, dass es Gespenster gibt?** *Nein, sie sind genauso erfunden wie Hexen, Zauberer, Feen und Zwerge.*
10. **Male ein Gespensterbild! Du kannst dich auch als Gespenst verkleiden und Papa oder Mama erschrecken.**
11. **Lege verschiedene Dinge in eine Tasche und ertaste, was du spüren kannst.** Du musst dich ganz auf die Wahrnehmung deiner Finger konzentrieren. Noch spannender ist es, wenn du nicht weißt, was in der Tasche ist, und du greifst hinein.
12. **Sperre Gespenster und Feuerteufel ein. Du brauchst Buntstifte und einen Würfel (→ Arbeitsblatt 8).**
    (Spiel ab zwei Personen)
    Spielanleitung: Jeder würfelt der Reihe nach und kann jeweils in der eigenen Farbe

so viele Punkte miteinander verbinden, wie der Würfel Augen zeigt, um mit vier Strichen ein Gespenst/einen Feuerteufel einzusperren. Ausnahme: Bei einer Sechs muss man aussetzen, bei einer Fünf darf man noch mal würfeln. Ein begonnenes Gespenst darf nur jeder selbst einsperren. Ist das Gespenst eingesperrt, darfst du Gitterstäbe darübermalen. Wenn kein Gespenst/kein Feuerteufel mehr frei ist, kann jeder helfen, darf dann aber auch den eingesperrten in seiner Farbe die Gitterstäbe malen. Gewonnen hat, wer die meisten Gespenster/Feuerteufel eingesperrt hat.

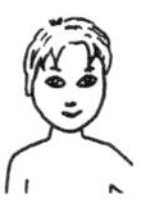

Jungen: *»Der Feuerteufel war es nicht«*

Pädagogischer Hintergrund

In der Geschichte hat der Junge Kevin immer häufiger Alpträume und Bauchschmerzen. Die vielbeschäftigte Mutter hat nicht viel Zeit, sich darum zu kümmern, und der Vater kommt immer gestresst von der Arbeit. In Onkel Olli hat Kevin einen Erwachsenen, der mit dem Jungen viel Zeit verbringt. Er spielt mit ihm Eisenbahn und erzählt Geschichten.

Mutter meint, die Geschichten des Onkels sind die Ursache für die Alpträume, aber die hört Kevin eigentlich sehr gerne, und als er wieder beim Onkel schlafen darf, erzählt er auch wieder welche, obwohl die Mutter es verboten hat. Das soll ein Geheimnis der beiden bleiben. In der Nacht ist Kevin sich dann unsicher, ob er oder der Onkel träumt. Sein Onkel drückt sich an ihn und stöhnt, aber er sagt am nächsten Tag, dass Kevin das nur geträumt hat. Als Kevin sich danach noch mal zum Feuer schleicht, sieht er einen Feuerteufel und erzählt ihm, was er eben erlebt hat. Der Feuerteufel rät Kevin, das weiterzuerzählen, weil da irgendwas nicht stimmt. Aber auch die Mutter denkt nur, das Kevin wieder geträumt hat. Erst als der Vater Zeit hat, findet er bei ihm Hilfe.

Kevin bleibt aber eine ganze Weile mit seinen Erlebnissen alleine. Erst das Wissen um sexuellen Missbrauch hilft ihm, es auch dem Vater zu erzählen.

Die Wahrnehmung des Jungen wurde sowohl von dem Onkel als auch von der Mutter umgedeutet. Außerdem hat Kevin für die Übergriffe keine Bilder, weil die Tat wortlos und im Dunkeln geschah. Auch ein Verlust der positiven Beziehung zum Onkel wiegt schwer.

Der Feuerteufel war es nicht

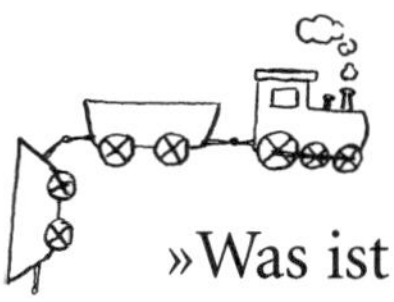

»Nein, nein, nicht!«, schrie er auf und warf seinen Kopf hin und her.

»Was ist denn nun schon wieder los?«, fragte die Mutter genervt. Sie kam in ihrem Bademantel in das Zimmer von Kevin und rieb sich müde die Augen. Ständig wachte Kevin nachts auf und riss sie in letzter Zeit damit immer wieder aus dem Schlaf.

»Sie waren wieder da«, jammerte Kevin und die Mutter beruhigte ihn: »Keiner war da, du hast doch wieder nur geträumt. Ich lasse dir das Licht an, dann kannst du sehen, dass keiner kommt.« Sie strich ihm über die Haare, deckte ihn noch einmal zu und ging hinaus. Kevin lag da, zog sich die Decke bis über die Augen und schon hatte er wieder das Gefühl, ihr Stimmengewisper zu hören. Früher hatten ihm die Geschichten des Onkels von den Feuerteufelchen immer so viel Spaß gemacht, aber jetzt fürchtete er sich vor ihnen. Er verstand das nicht, doch irgendwann schlief er wieder ein.

Als seine Mutter ihn am nächsten Morgen weckte, war er müde und hatte Bauchschmerzen. Die Mutter versuchte ihn aufzumuntern. Sie erinnerte ihn daran, dass er den Abend bei Onkel Olli verbringen durfte, doch Kevin hörte gar nicht richtig hin. Die Mutter wunderte sich, denn sonst gab es für Kevin nichts Schöneres, als eine Nacht bei ihm zu schlafen. Sie schüttelte den Kopf und kümmerte sich wieder um die kleine Schwester. Sie war gerade mit ihren Fingern an das Marmeladenbrot gekommen und schmierte nun mit den klebenden Fingern den Hochstuhl und ihr Gesicht voll. Und Papa war schon zur Arbeit. Heute würde er ihn sowieso nicht mehr sehen.

Der Abend bei Olli wurde dann auch sehr schön. Zuerst spielten sie mit der Eisenbahn, dann saßen sie wieder am Kaminfeuer und Olli fragte, ob Kevin doch noch eine Geschichte hören wolle, denn Mutter hatte noch im Gehen gesagt: »Aber bitte, Olli, ohne Gruselgeschichten, Kevin hat jede Nacht Alpträume!«

»Aber nur, wenn das unser Geheimnis bleibt!«, meinte Olli augenzwinkernd.

Erst legte Olli noch neues Holz auf und das Feuer prasselte und knisterte. Kevin rutschte näher heran und schaute in die tanzenden Flammen und Olli begann eine Geschichte von Feuerteufeln zu erzählen, die in jedem Kamin wohnten.

Als er eine Pause machte, fragte Kevin: »Olli, hast du schon mal einen im Kamin gesehen?«

Olli lachte: »Nee, bestimmt nicht, sind doch alles nur Geschichten.«

»Ich habe aber manchmal das Gefühl, dass sie wirklich zu mir kommen.«

»Das sind alles nur Träume, nachts erlebt man nichts wirklich. Da schläft man halt nur und träumt.«

Kevin dachte angestrengt nach. Er hatte nachts doch schon erlebt, dass er vom Gewitter geweckt wurde. Er hörte auch nachts seinen Vater schnarchen und die kleine Schwester weinen. Und – da waren seine Träume. Oder?

Olli merkte, dass Kevin nicht mehr so recht bei der Sache war, und meinte: »So Kleiner, jetzt wird's aber Zeit fürs Bett. Komm!«

Als er neben seinem Onkel lag, kam die Angst zurück. Ihm war, als würde das Feuer im Kamin noch knistern, und die kleinen Feuerteufel kämen herausgesprungen. Der Onkel war noch wach und drehte sich immer wieder. Olli lag ganz still und lauschte. Er hörte Autos auf der Straße. Das Licht der Straßenlaterne beleuchtete das Zimmer und endlich schlief er ein.

Plötzlich wurde er aber wieder wach, denn er fühlte eine Bewegung. Der Onkel drückte sich von hinten eng an ihn und legte seine Hand auf Kevins Bauch. Er schob seine Hand in die Schlafanzughose und stöhnte komisch. Träumte er wieder oder träumte der Onkel? Stumm lag er da und erlebte alles, was geschah, wie im Traum. Irgendwann hörte es auf und der Onkel drehte sich auf die andere Seite.

Kevin fühlte sich ganz komisch. Die Gedanken ließen ihn nicht mehr einschlafen und er stahl sich leise aus dem Bett. Er setzte sich an den Kamin. Die Glut war noch rot. Gedankenlos sah er hinein, da flitzte auf einmal ein winzig kleines, rotes Männchen von einer Seite her auf ein verglühendes Holzstück. Kevin glaubte seinen Augen nicht zu trauen. Er rieb sie, aber der kleine, rote Kerl saß noch immer auf der Glut und schaute ihn mit seinen kohlrabenschwarzen Augen an.

»Bist du ein Feuerteufel?«, flüsterte Kevin und das Kerlchen nickte.

»Ich dachte, euch gäbe es gar nicht! Ihr seid doch nur in Geschichten«, staunte Kevin.

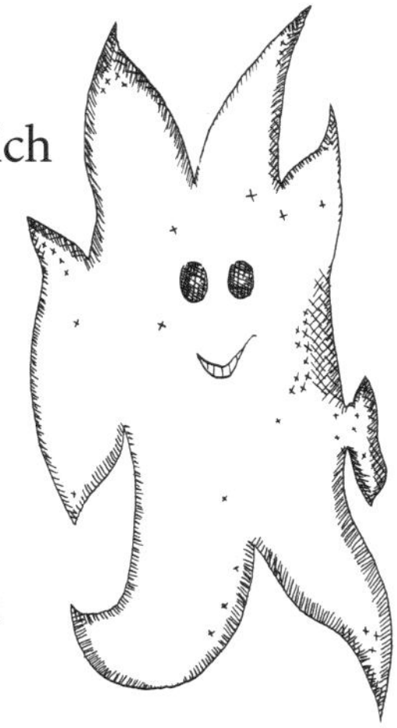

»Von wegen!«, wisperte der Feuerteufel, »und ob es uns gibt. Schon ewig. Ich weiß schon gar nicht mehr, wie lange ich hier wohne.«

»Ich träume immer von euch und kann gar nicht mehr richtig schlafen, weil ich immer Angst habe«, sagte Kevin leise vor sich hin, als könne er seinen Augen und Ohren noch immer nicht trauen.

»Hast bestimmt jetzt auch geträumt, oder warum bist du wach?«

»Nee, ich glaub, ich hab nicht geträumt, aber Olli – und das war ganz komisch.«

»Erzähl mal«, forderte der kleine Feuerteufel Kevin auf und Kevin erzählte. Der kleine Feuerteufel hörte geduldig zu und meinte dann: »He, das hört sich gar nicht gut an. Erzähl das mal deiner Mutter. Ich glaube, da stimmt was nicht. Wenn man träumt, handelt man nicht so gezielt. Wir Feuerteufel haben natürlich eine Menge Ahnung von der Traumwelt, und außerdem – Angst brauchst du vor uns nicht zu haben. Wir bewachen nur das Feuer, damit nichts passiert.«

Am nächsten Morgen, als Kevin erwachte, hatte Olli schon das

Frühstück gemacht und nach einem fröhlichen »Guten Morgen« fragte er: »Na, wie war's heute Nacht mit den Feuerteufeln?«

»Ich weiß nicht«, meinte Kevin, »aber ich glaube, du hast heute Nacht geträumt.«

»Kann schon sein, gehört halt zur Nacht dazu«, meinte Olli leichthin.

»War bestimmt ein Alptraum, du hast dich ganz eng an mich gedrückt, und aufgestöhnt hast du auch«, erklärte Kevin.

»Ach Quatsch«, wiegelte Olli ab, »wenn ich einen Alptraum gehabt hätte, könnte ich mich bestimmt daran erinnern. Ich finde, es war eine sehr schöne Nacht. Ich freue mich immer, wenn wir im Bett zusammen kuscheln. Das war bestimmt wieder ein Alptraum von dir.«

Kevin war sich ganz sicher, dass das kein Traum war, und er blieb wortkarg. Von dem kleinen Feuerteufel erzählte er nichts. Olli fand Kevins Schweigen blöd, denn er scherzte gerne mit Kevin herum.

Zu Hause erzählte Kevin der Mutter von der Nacht, doch sie meinte nur wegwerfend: »Bestimmt hat Olli dir wieder eine von seinen Gruselgeschichten erzählt. Das war doch alles nur ein Traum.«

Kevin blieb lange mit seinen Erinnerungen alleine, aber dann hatte Papa mal Zeit und ging mit ihm in den Park. Da erzählte er seinem Vater von der letzten Nacht bei Olli. Der Vater wurde sehr still und nahm ihn, als sie auf der Bank saßen, in den Arm.

»Zu Olli gehst du besser nicht mehr hin. Das war nicht in Ordnung.«

»Aber vielleicht habe ich es ja auch nur geträumt und – es ist doch sonst so schön bei ihm und er hat viel mehr Zeit als du.«

Der Vater schwieg einen Moment und meinte dann: »Du hast recht, da muss ich etwas ändern. Ich habe übrigens auf dem Dachboden auch noch eine alte Eisenbahn. Was hältst du davon, wenn wir die mal rauskramen und zusammen aufbauen? Und – Geschichten erzählen kann ich auch.«

Arbeitsvorschläge

1. Was glaubst du, woher die Alpträume von Kevin kommen? Die Geschichten von Feuerteufeln mag er doch eigentlich. *Kevin hat Alpträume, weil er vom Onkel missbraucht wurde.* Wie findest du so einen Onkel?
2. Magst du auch spannende Geschichten? Welche sind das?
3. Bestimmt hattest du auch schon Alpträume. Das kann so sein, auch wenn man nicht missbraucht wird. In der Nacht träumt man über alles, was man erlebt hat, und da können auch andere Situationen sein, die einem Angst machen. Magst du mal einen Alptraum erzählen?
4. Der Onkel soll eigentlich keine Gruselgeschichten erzählen. Kevin und er haben da ein Geheimnis. Denkst du, dass das ein schönes oder ein blödes Geheimnis ist? *Das ist ein schönes Geheimnis, weil Kevin die Geschichten gut findet.*
5. Der Missbrauch des Onkels geschieht im Dunkeln. Kevin hört nur Geräusche und fühlt die Berührung an seinem Po, am Bauch und am Penis, er spürt wie der Onkel seine Hand in den Hosenbund schiebt. Es ist schwer für Kevin, das einzuordnen. Das ist bei sexuellem Missbrauch oft so.
6. Kevin traut sich nicht, Nein zu sagen. Wovor hatte er Angst? *Er hatte Angst, dass der Onkel sauer wird, und außerdem war das so komisch. Kevin wusste ja auch gar nicht, was der Onkel da macht.*
7. In diesem Fall ist der Onkel der Missbraucher. Kannst du dich noch erinnern, wer es in den anderen Geschichten war? *Der Zauberer und Adoptivvater von Simon, der Trainer von Leo, ein Fremder am Papiercontainer.* Es sind meist Leute, die das Opfer gut kennt und sogar mag, die so etwas machen. Eben auch Väter, Opas, Lehrer, Freunde, Geschwister, aber auch Mütter, Omas und Tanten, also Frauen. Fremde sind es eher selten.
8. Kevin bedauert es, dass er nicht mehr zu seinem Onkel soll, denn der war immer nett zu ihm. Weißt du noch, was Kevin gut gefiel? *Er hatte Zeit für Kevin, er hat mit ihm gespielt und Geschichten erzählt. Er hatte ein schönes Kaminfeuer und Kevin durfte in seinem Bett schlafen.*
9. Manchmal mag man jemanden nicht, ohne zu wissen, warum. Überlege mal, woran das liegt. *Die Bartstoppeln, ein Geruch, das Gerede, die Spuckeküsse.*
10. Missbraucher tun oft besonders nett, damit die Kinder immer wieder zu ihnen kommen. Was glaubst du, was der Onkel dazu sagen würde, dass der Vater Kevin glaubt? *Er würde sagen, dass Kevin das nur geträumt hat oder lügt.* Was tut er in dem Moment, wenn er selbst nicht die Wahrheit sagt? *Er lügt.* Hast du eine Idee, warum er lügt? *Er weiß genau, dass er etwas verkehrt gemacht hat, und möchte keinen Ärger bekommen, denn Missbraucher lügen immer.*
11. In der Nacht hört Kevin viele Geräusche. Was hörst du, wenn du im Bett liegst? *Den Fernseher, das Radio, Gespräche, Autos, Regen, Wind, Schnarchen etc.*

12. **Gibt es wirklich Feuerteufel, oder war das ein Traum von Kevin?**
13. **Bestimmt spielst du auch gerne mit Feuer. Mach das doch einmal mit Mama oder Papa, denn so etwas solltest du nicht alleine machen, weil es zu gefährlich ist.**
14. **Male eine Eisenbahn, die in dein Traumland fährt.**
15. **Wie stellst du dir dieses Land vor? Mache dazu eine Collage aus Zeitschriften mit allem, was du dir wünschst:** *Spielsachen, Legosteine, Pizza, Tiere, Fahrzeuge etc.*
16. **Sperre Gespenster und Feuerteufel ein. Du brauchst Buntstifte und einen Würfel (→ Arbeitsblatt 8).**
    (Spiel ab zwei Personen)
    Spielanleitung: Jeder würfelt der Reihe nach und kann jeweils in der eigenen Farbe so viele Punkte miteinander verbinden, wie der Würfel Augen zeigt, um mit vier Strichen ein Gespenst/einen Feuerteufel einzusperren. Ausnahme: Bei einer Sechs muss man aussetzen, bei einer Fünf darf man noch mal würfeln. Ein begonnenes Gespenst darf nur jeder selbst einsperren. Ist das Gespenst eingesperrt, darfst du Gitterstäbe darübermalen. Wenn kein Gespenst/kein Feuerteufel mehr frei ist, kann jeder helfen, darf dann aber auch den eingesperrten in seiner Farbe die Gitterstäbe malen. Gewonnen hat, wer die meisten Gespenster/Feuerteufel eingesperrt hat.

Kapitel 7: Hilfe holen

Allgemeiner pädagogischer Hintergrund zum Thema Hilfe holen

Mit sexuellem Missbrauch konfrontiert, ist jedes Kind alleine überfordert. Um die Situation zu beenden, braucht es Ermutigung, um Hilfe zu holen. Die kann es sich jedoch nur holen, wenn es sexuelle Übergriffe einordnen und bewerten kann. Es sollte sich nicht schuldig fühlen und wissen, wo es Hilfe finden kann. Durch eine präventive Arbeit ist dies möglich.

Oftmals müssen Kinder immer wieder Signale geben oder auch über konkrete Erlebnisse berichten, bis sie endlich jemanden finden, der hinhört und Hilfe gibt. Wenn Sie mit einem Kind die Geschichten dieses Buches erarbeiten, bieten Sie sich damit auch als Ansprechpartner an. Versuchen Sie also, sensibel zu reagieren, wenn ein Kind Ihnen etwas sagt, bzw. haben Sie ein offenes Ohr für Andeutungen.

Jede auffällige Verhaltensänderung kann ein Hilferuf sein. Auch wenn ein Kind eine bestimmte Person ablehnt, sollte das immer hinterfragt werden. So bekommt es die Möglichkeit, Erklärungen und Begründungen abzugeben, und merkt, dass es ernst genommen wird.

Über Missbrauch zu reden ist wichtig, damit wortlose Erfahrungen nicht wortlos bleiben. Kinder müssen Worte finden und kennen lernen. Sie müssen wissen, an wen sie sich wenden können, um Hilfe zu bekommen.

Wenn ein vorbereitetes Kind sexuelle Übergriffe erlebt, kann es sich frühzeitig Hilfe holen, weil es den Missbrauch einordnen kann. Dies bedeutet, dass das Kind die sexuellen Übergriffe nicht länger ertragen muss.

Diese Entscheidung ist aber für jedes Kind ausgesprochen schwierig, vor allem, wenn die missbrauchende Person vielleicht sogar zum engeren Familienkreis gehört. Eine Offenlegung bedeutet dann unter Umständen auch Verlust und kann eventuell sogar mit einer Veränderung der familiären Situation verbunden sein.

Ein Täter hat häufig zu dem Kind auch eine positive Beziehung und es fällt Kindern schwer, die positiven Anteile von einem Täter zu verlieren. Aus der Vorstellungswelt des Kindes wünscht es sich in der Regel ausschließlich ein Ende der sexuellen Übergriffe. Auf alle Fälle sollten Sie sich Unterstützung bei sachkundigen Fachkräften holen, wenn Sie von einem Kind als Helfer angesprochen werden, und die Hilfe für das Kind in Ruhe und mit Unterstützung durch das Jugendamt, Beratungsstellen oder die Polizei vorbereiten. Überstürzte Eile ist hier nicht nötig, wenn Sie dem Kind signalisieren, dass Sie ihm für sein Vertrauen danken und überlegen wollen, wie Sie ihm helfen können.

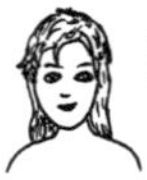

Mädchen: *»Im Riesenland«*

Pädagogischer Hintergrund

Das Riesenmädchen Nina erlebt sexuelle Übergriffe des älteren Bruders. Sie muss mit ihm Pornos ansehen, wenn die Eltern nicht da sind, sonst will er sie bei den Eltern verpetzen, wenn sie etwas angestellt hat. Obwohl Nina stark, groß und mutig ist, erlebt sie ohnmächtig den Missbrauch.

Pornographie ist für Kinder unverständlich. Beim Anschauen von Pornofilmen werden sie mit Geschehnissen konfrontiert, die außerhalb ihres Erfahrenshorizontes und jenseits ihrer sexuellen Reife liegen. Deshalb werden diese Produktionen nicht nur mit Neugier und Spannung angesehen, sondern sind für Kinder auch angstbesetzt.

Nina findet bei Erwachsenen keine Hilfe. Sie teilt ihre Sorgen mit einem Freund. Er wird ihr erster Verbündeter, denn er glaubt und hilft ihr. Schließlich finden die beiden Unterstützung bei seiner Mutter, denn ihre Eltern und auch die Oma glauben ihr nicht. Nach einem Gespräch mit dem Bruder glauben sie, dass Nina lügt. Die Geschichte soll Mädchen ermutigen, nicht aufzugeben, sondern immer weiterzusuchen, bis sie jemanden finden, der ihnen glaubt und hilft.

Oft müssen Kinder immer wieder Andeutungen machen, ohne dass man merkt, was sie mitteilen wollen. Mädchen müssen lernen, dass sie nicht aufhören dürfen, Hilfe zu holen, und unter Umständen mehrfach und möglichst genau vom Missbrauch erzählen sollen.

Je detaillierter eine Schilderung eines Kindes ist, desto genauer kann man nachvollziehen, wie erlebnisorientiert die Aussagen sind. Jedoch sollte man dem Mädchen die nötige Zeit dazu lassen und sie nicht unter Druck setzen.

Im Riesenland

Weit oben in den hohen Bergen versteckt, so dass niemand es entdecken kann, liegt das Land der Riesen. Sie leben in großen Berghöhlen, die fast genauso ausgestattet sind wie unsere Wohnungen und Häuser, also mit Wohnzimmern, Schlafzimmern, Kinderzimmern, Küchen und Badezimmern. Darin gibt es allen Luxus, nur Heizungen kennt man nicht. Die großen Höhlen werden noch immer mit Holzöfen gefeuert, die es auch warm und gemütlich machen.

Die Riesen selbst sehen wie Bäume aus, sind genauso groß und ihre braunen Haare stehen wie knorrige Äste von ihren Köpfen ab. Viele Blätter hängen darin, denn ihre Haare bürsten die Riesen nie. Weil sie auch Baumrindenkleidung tragen, kann man sie höchstens an ihren roten, dicken Knollennasen erkennen, und daher kommt es wohl, dass sie noch niemand gesehen hat.

Das ganze Jahr über sammeln alle Riesen große Holzvorräte. Das ist natürlich für sie nicht schwer, denn sie knicken einfach die Baumstämme ab und tragen sie nach Hause. Klar, dass sie nicht nur riesig groß, sondern auch riesig stark sind.

Der Riese Robert jedoch war ein echter Faulpelz. Er war noch nicht so groß, aber kleine Baumstämme tragen konnte er schon, Doch davor drückte er sich, wann immer er konnte. Seine Riesenfreundin Nina ermahnte ihn immer wieder zu helfen, doch viel lieber versteckte sich Robert unter großen Laubbergen und träumte vor sich hin, bis er einschlief.

Nina war auch noch nicht so groß, aber sie hatten einen großen Riesenbruder, der schon recht dicke Baumstämme tragen konnte. Er machte sich immer über seine Schwester lustig, weil sie das noch nicht schaffte, obwohl sie eigentlich für ihre Größe schon sehr stark war. Natürlich lästerte er immer über ihren Freund Robert, aber Nina wusste, dass sie sich auf Robert verlassen konnte. Er war ein guter Freund und sie verbrachten viel Zeit miteinander.

Eines Tages, Robert hatte sich mal wieder zur Ruhe unter einem Blätterberg versteckt, sah Nina seine rote Nase hervorleuchten. Sie griff sich zwei schlafende Tauben aus dem Baum und setzte sie in die riesigen Nasenlöcher ihres Freundes.

Die Vögel trippelten aufgeregt hin und her. Das kitzelte, und Robert musste niesen. Davon wachte er natürlich auf und schon merkte er, dass Nina ihn entdeckt hatte. Sie stand da, hielt sich den Bauch vor Lachen und rieb sich die tränenden Augen.

Verlegen richtete Robert sich auf und brummelte etwas vor sich hin. Ohne sie noch einmal anzusehen, schnappte er sich einen Baumstamm, hievte ihn auf seine Schulter und stolperte damit zur Holzsammelstelle. Robert hatte keine Angst, dass Nina ihn verraten würde. Schließlich waren sie Freunde und er konnte sich auf sie verlassen.

Einige Zeit später, es war inzwischen Herbst geworden und die Riesen hatten genug Holz für den Winter gesammelt, trafen sich Nina und Robert zum Spielen. Sie saßen in Ninas Riesenkinderzimmer und bauten Riesentürme mit Riesenklötzen. Doch Nina war nicht so recht bei der Sache. Immer wieder stürzte ihr Turm ein und sie maulte:

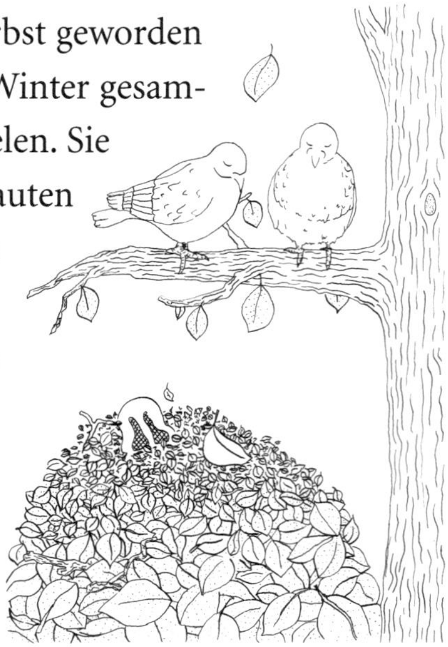

»Alles ist blöd.«

»He, ich auch?«, fragte Robert und Nina lachte: »Ne, du bist nur faul.«

»Wer bitte ist dann blöd?«, fragte Robert verständnislos.

»Florian! Florian ist soooo blöd.« Und Nina zeigte mit ausgestreckten Armen, wie sie das meinte.

»Warum?«, fragte Robert ahnungslos.

»Immer muss ich mit ihm die blöden Filme gucken, sonst verpetzt er mich, wenn ich was angestellt habe, und ich bekomme Ärger mit Papa.«

»Das ist aber wirklich blöd«, stimmte Robert zu und fragte nach einer kurzen Pause: »Was sind denn das für blöde Filme?« Denn Robert hätte am liebsten den ganzen Tag Filme geschaut, aber seine Mutter erlaubte das nicht.

Nina zögerte und trat wütend gegen ihr Bett, dass es ordentlich krachte und einknickte. »Mist, jetzt muss er mir schon wieder helfen, sonst kriege ich wieder Ärger.«

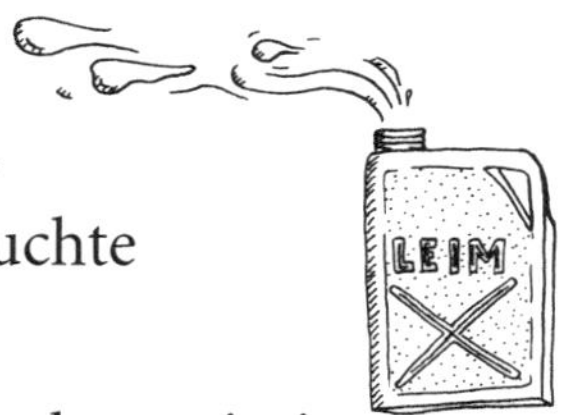

»Ich kann ja mal sehen, ob ich das hinkriege, du müsstest mir nur einen Kanister Leim holen«, versuchte Robert Nina zu beruhigen.

Als sie mit dem Leim kam, fragte Robert noch mal neugierig nach den Filmen und Nina meinte gleichgültig: »Ach nur so.« Doch Robert gab keine Ruhe.

»Du nervst genau wie Florian, du kannst ja mit ihm die Filme schauen«, wich Nina aus.

»Ich würde mir das nicht zweimal sagen lassen, wenn es um Filme geht, bin ich immer dabei, aber du kennst ja meine Mutter.«

»Na, die erlaubt meine Mutter auch nicht. – Zumindest darf ich davon nichts erzählen«, grummelte Nina.

Robert reparierte ihr Bett und stöhnte heftig dabei, so dass ihm dicke Riesenschweißperlen über die Stirn rollten.

»Vielleicht kann ich ja mal mitgucken«, versuchte Robert es noch mal.

»Bestimmt nicht«, sagte Nina, »das macht der doch nur, wenn wir alleine sind, und dann darfst du sowieso nicht hier sein.«

»He«, donnerte Robert, »das hört sich aber gar nicht gut an. Sind das etwa Pornofilme, die der mit dir guckt?«

»Was meinst du damit?«, fragte Nina.

»Na, es gibt halt so Filme, wo alle so nackt miteinander rummachen.«

»Guckst du so was auch?«, fragte Nina erstaunt.

»Nee, aber ich weiß genau, dass dein Bruder das nicht darf. Kein Wunder, dass du das nicht weitersagen darfst, denn dann bekommt er riesigen Ärger. Erzähl das deiner Mutter, die wird sich den schon vornehmen. Und außerdem, jetzt verstehe ich deine krumme Laune, die du schon länger hast! Ist ja ein echt blödes Geheimnis!«

Als das Bett repariert war, machte Robert sich auf den Weg, und als er Nina am nächsten Tag wiedersah, wirkte sie genauso mürrisch wie am Tag zuvor und knallte gerade die Türe zu.

»Hast du es deiner Mutter nicht erzählt?«, fragte Robert und Nina maulte: »Schon, aber sie hat mit Florian gesprochen und der sagt, dass ich lüge. Und mir hat er jetzt gesagt, dass ich gut aufpassen soll! So ein Blödmann. Und Vater hat mir geraten, dass ich so einen Unsinn bloß nie mehr wieder erzähle.«

»Dann erzähl es deiner Oma, du darfst nicht aufgeben«, schlug Robert vor, doch auch die glaubte Nina nicht, nachdem sie mit der Mutter gesprochen hatte. Inzwischen war Nina aber echt wütend und sauer. Sie fand das total ungerecht.

»Irgendjemand muss mir glauben, du glaubst mir doch schließlich auch?«, fragte sie vorsichtshalber. Robert nickte zustimmend und meinte: »Du, ich hab da eine Idee, wir erzählen es meiner Mutter. Ich denke, dass sie dir glaubt. Sie hat nämlich mit mir schon über Missbrauch und so was geredet. Sie wird dir helfen.«

»Dann bekomme ich einen Riesenärger«, scheute Nina zurück.

»Komm, dann mache ich das, denn den Ärger braucht dein Bruder und nicht du. Mama wird das schon machen.«

Gemeinsam gingen sie los und die Mutter von Robert glaubte ihnen. Sie nahm Nina in den Arm und sagte: »Gut, dass ihr mir das gesagt habt. Das ist von Florian nicht in Ordnung, Das ist eine Form von sexuellem Missbrauch und ich habe da schon eine Idee, wie ich dir helfen kann.« Nina musste auf einmal weinen. Einerseits fühlte sie sich erleichtert, andererseits hatte sie Angst.

»Du bleibst jetzt erst mal hier und ich regle das«, tröstete sie.

Einige Zeit später kam sie mit den Anziehsachen von Nina zurück und erklärte:

»Deine Eltern wollen erst einmal überlegen, wie es weitergeht. So lange darfst du bei uns wohnen.« Nina war es etwas mulmig, aber erst einmal war die Welt wieder in Ordnung.

Arbeitsvorschläge

1. Nina ist bestimmt total sauer auf ihre Eltern. Denkst du, dass sie froh ist, erst einmal bei Robert bleiben zu können?
2. Der Bruder schaut mit ihr Pornos. Weißt du, was das ist? Das sind Filme oder Bilder, wo Menschen miteinander kuscheln, und dabei sind sie ausgezogen. (Evtl. können Sie hier das Wort Sex verwenden, wenn Ihr Kind diesen Begriff kennt.)
3. Robert und Nina sind Freunde, die einander vertrauen. Robert weiß, dass Nina ihn nicht verrät, als er mal faulenzt. Wie geht es Nina wohl mit dem Geheimnis? Und wie geht es ihr mit den Filmen, die sie mit dem Bruder sieht. Ist das für sie ein schönes oder ein blödes Geheimnis? *Ein blödes, denn der Bruder erpresst sie, dass er ihren Unfug sonst verrät.*
4. Du hast bestimmt auch schon mal Unsinn gemacht, das macht nämlich jedes Kind. Magst du erzählen, was das war?
5. Robert ist eher ein fauler Kerl. Wie ist das mit dir? Hilfst du schon im Haushalt mit? Was kannst du schon machen?
6. Du siehst bestimmt auch gerne Fernsehen, was sind deine Lieblingsfilme? Es gibt lustige und traurige Filme und Filme, die Angst machen!
7. Der Bruder sagt den Eltern, dass Nina lügt. Wie siehst du das? *Der Bruder lügt, denn Missbraucher lügen immer.*
8. Nina versucht, Hilfe zu bekommen. Weißt du noch, wen sie fragte? *Mutter, Vater, Oma.* Wen hätte sie noch fragen können? *Die Lehrerin, die Tante etc.* Wichtig ist: Man darf nie aufgeben, Hilfe zu suchen, denn ein Missbraucher macht sonst immer weiter und hört nicht auf. Wen könntest du fragen, wenn du Hilfe brauchst?
9. Nina ist so wütend, dass sie gegen ihr Bett tritt und Türen knallt. Was hätte sie mit ihrer Wut tun können? *Den Bruder anschreien, aber geholfen hätte das wahrscheinlich auch nicht.*
10. Suche einen oder mehrere Wege durch den Irrgarten zum »Hilfe-Schild« (→ Arbeitsblatt 9).
11. Fotografiere einen Baum und mache aus ihm einen Riesen.
12. Sammle Holz für ein Lagerfeuer! Aber bitte nur, wenn ein Erwachsener bei dir ist. Sonst ist Feuer zu gefährlich. Dabei brauchen Mädchen Hilfe.

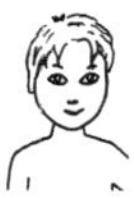

Jungen: *»Die Kellergeister«*

Pädagogischer Hintergrund

Ein alter Diener, der als Einziger von der Existenz kleiner Kellergeister im Gewölbe einer alten Burg weiß und ihr Vertrauen besitzt, schützt diese vor Ruhestörungen durch zwei streitende Jungen. Er hört sich auch die Probleme des kleinen Kellergeistes Lolli an, der Kontakte mit seiner Tante als unangenehm erlebt, und bietet ihm Hilfe an.

Die Geschichte bietet sich als Grundlage an, um mit Kindern auch über eine Fremdunterbringung zu sprechen, denn nicht nur zu Hause wird man geliebt, sondern dies kann auch woanders sein. Dies trifft natürlich nur dann zu, wenn es sich um sexuellen Missbrauch durch engste Bezugspersonen handelt und ein Schutz des Kindes nicht durch andere Bezugspersonen sichergestellt werden kann.

Eine Unterbringung in Wohngruppen oder in anderen Familien ist häufig für die Kinder auch mit Vorteilen verbunden, die mit den Kindern besprochen werden sollten. (Die Missstände, unter denen das Kind leidet, hören auf.)

In der Geschichte wird der kleine Kellergeist von der Tante am Zipfelchen geleckt. Mit den Kindern können Sie erarbeiten, dass es sich hier um den Penis des kleinen Lolli handeln kann. Es sollte aber auch geklärt werden, dass es für ihn auch komisch ist, an der Tante zu lecken, und dass hier die Brüste gemeint sein können.

Denken Sie auch immer wieder im Kontakt mit Jungen daran, dass Sie sich selbst beim Jungen rückversichern sollten, welche körperlichen Kontakte er von Ihnen mag und welche er nicht mag. Damit legen Sie einen guten Grundstein für eine gelungene Präventionsarbeit bei Jungen.

Die Kellergeister

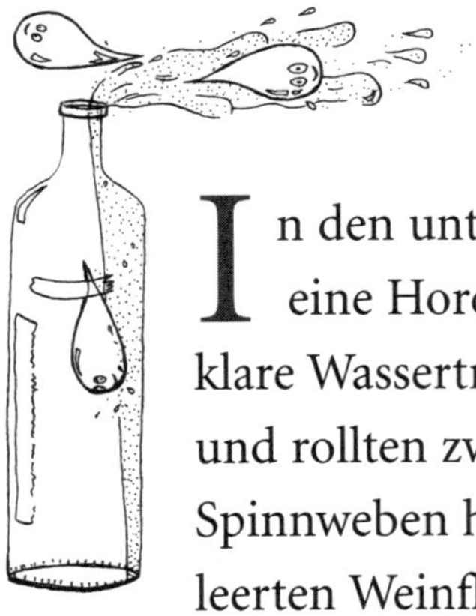

In den unterirdischen Gewölben einer alten Burg hauste eine Horde von Kellergeistern. Sie sahen aus wie kleine, klare Wassertropfen und sie flogen und hüpften, sie tropften und rollten zwischen Gerümpel, Flaschen, alten Fässern und Spinnweben herum. Am liebsten aber schlüpften sie in die geleerten Weinflaschen, die ein alter, schwerhöriger Diener in den Keller schleppte, denn in der Burg lebte noch ein uralter Graf.

Die Burg stand, umgeben von Weinbergen, auf einem Hügel und die Kellergeister liebten jedes einzelne Weintröpfchen, das in einer Flasche zurückgeblieben war. So kam es, dass bei den Kellergeistern oftmals eine ausgelassene Feststimmung herrschte. Sie kicherten und lachten, hatten ihre Freude und machten als munteres Völkchen so manchen Unsinn.

Wenn die beiden Neffen des Grafen zu Besuch kamen, spielten sie im Keller, denn da war so vieles, was sie entdecken konnten. Auch die Kellergeister hatten ihren Spaß daran, denn sie ließen sich von der Decke auf die Köpfe der Kinder fallen. Die erschraken, wenn sie die Berührung der kalten Kellergeister fühlten, aber sobald sie mit der Hand über ihren Kopf wischten, sprangen die Kellergeister schnell davon.

»Hier geistert's«, sagte Moritz, aber Florian antwortete entschieden: »Es gibt keine Geister!«

»Gibt es aber doch!«, behauptete Moritz, »Ich merke, dass sie hier sind.« Und schon im nächsten Moment quietschte Florian: »Iiih, schütte mir bloß kein Wasser mehr in den Nacken! Sonst kannst du was erleben.« Moritz entrüstete sich: »Hab ich doch überhaupt nicht, du spinnst wohl!«

»Dann sollen das wohl deine Geister sein«, spottete Florian, »aber damit kannst du mir keine Angst einjagen!«

Da legte Moritz den Finger auf den Mund, tippte Florian auf die Schulter und flüsterte: »Hörst du sie?«

»Du spinnst ja wirklich«, lachte Florian und machte ein gruseliges »UUUHHH«. Moritz stürzte sich wütend auf ihn. Im Nu lagen beide am Boden und rauften miteinander, bis der alte Hausdiener in den Keller kam und beide am Kragen packte und aus dem Keller beförderte, nicht ohne eine Ermahnung, die Geister nicht zu stören.

Florian und Moritz lachten über den wunderlichen Alten und verschwanden in den Park, um dort unter einem alten Maulbeerbaum, der knorrig seine Zweige ausstreckte, miteinander weiterzuraufen.

Der Alte war der Einzige, der in der Burg wirklich von der Existenz der Kellergeister wusste. Sie hatten in vielen Jahren Vertrauen zu ihm gefasst, und wenn sie mit ihm reden wollten, setzte er sich auf einen alten Stuhl und hörte ihnen zu. Sie hatten ihm schon des Öfteren ihr Leid über die Jungen geklagt und deshalb versteckte er den Kellerschlüssel wieder an einer anderen Stelle.

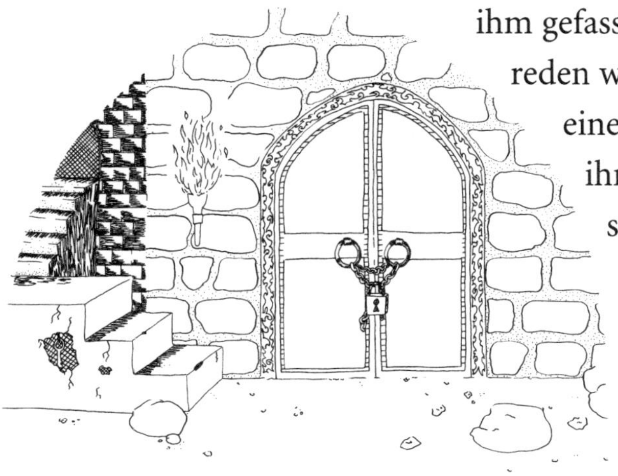

Als Florian und Moritz endlich wieder abgereist waren, brachte der Alte nun einen großen Korb voll mit leeren Flaschen in den Keller und begeistert hüpften die Kellergeister hinein, um etwas von dem kostbaren Nass aufzusaugen, denn die feuchten, formlosen, kleinen Wesen tranken wie ein Schwamm. Dabei verfärbten sie sich.

Vom Weißwein wurden sie gelb, vom Rotwein rosa und vom Erdbeersirup rot.

Der jüngste und kleinste Kellergeist hatte den Spitznamen Lolli bekommen, denn er naschte am liebsten den Sirup wie seine Tante, und so tummelten sich die beiden oft gemeinsam in den klebrigen Flaschen herum.

»Lass Tante an deinem Zipfelchen lecken«, bat Tante Molli dann manchmal den kleinen Lolli, denn er schmeckte dann zuweilen auch so süß wie Sirup, und weil auch sie so süß schmeckte, ermunterte sie den kleinen Lolli oftmals: »Und jetzt darfst du an meinen Zipfelchen lecken.« So fanden die beiden zu einem etwas ungewöhnlichen Zeitvertreib, denn das Zipfelchenlecken war eigentlich ein Kuschelspiel der erwachsenen Kellergeister. Mit den Kleinen war das aber nicht ungefährlich. Zu leicht konnte es passieren, dass die winzigen Zipfelchen einem kleinen Kellergeist dann weh taten. Deshalb durfte auch eigentlich niemand wissen, dass Molli und Lolli dieses Spiel miteinander spielten, denn sonst, so hatte Molli gesagt, würde sie vielleicht in eine Flasche eingesperrt und wäre dann immer traurig und alleine. Tante Molli beruhigte Lolli immer wieder mit Lob und Neckereien:

»Du bist doch mein leckerstes und süßestes Kellergeistchen. Lass dich ein wenig vernaschen. Ich liebe dein niedliches Zipfelchen und passe immer gut auf dich auf, damit dir nichts passiert. Deine Tante Molli hat dich ja so lieb.«

Der kleine Lolli aber fühlte sich dabei schon lange nicht mehr gut, denn irgendwie war so ein Geheimnis, von dem auch die Eltern nichts wissen sollten, ganz komisch. Der kleine Lolli schämte sich. Er versteckte sich oft hinter Spinnfäden, Fässern und staubigem Gerümpel, doch seine Tante fand ihn immer wieder.

Als er es endlich irgendwann nicht mehr aushielt, sagte er zu seiner Mutter:

»Ich habe ein Geheimnis!«, doch die Mutter antwortete nur:

»Dann behalte dein Geheimnis nur schön für dich.«

»Ich mag mit der Tante nicht aus derselben Flasche trinken«, sagte er zu seinem Onkel, doch der hörte gar nicht richtig hin und hickste nur, denn er hatte mal wieder zu viele Rotweintropfen geschleckt.

»Ich habe blöde Träume und Bauchschmerzen«, sagte er zu seinem Vater, doch der schickte ihn damit zur Tante, die sich ein wenig auf Heilkunde verstand. Sie meinte natürlich sofort, dass es helfe, wenn sie an seinem Zipfelchen lecke.

Der kleine Lolli fühlte sich einsam und alleine mit seinem Kummer, bis ihm ein neuer Gedanke kam. Als der alte Diener wieder einmal mit seinen leeren Flaschen in den Keller kam, erzählte Lolli ihm seinen Kummer. Der Alte hörte geduldig zu. Erst rieb er sich nachdenklich über das Kinn und dann kratzte er sich an seiner Glatze, zog an der kalten Pfeife, räusperte sich und sagte langsam und bedächtig:

»Du hast recht, das ist nicht in Ordnung, das ist überhaupt nicht in Ordnung. Da müssen wir etwas machen. Ich werde mir etwas überlegen.« Und nach einer Pause fügte er hinzu: »Alleine kannst du das nicht schaffen. Ich werde dir dabei helfen und ich glaube, ich weiß auch schon, wie. « Er ging und der kleinen Lolli fühlte sich sogleich etwas besser.

Einige Zeit später kam der Alte wieder in den Keller, schnell kullerte und hüpfte der kleine Lolli zu ihm und der Alte erklärte, dass er die Tante in einer Sirupflasche einsperren könnte. Doch da erschrak Lolli, denn das wollte er nicht. Der Alte beruhigte ihn gleich und meinte:

»Wenn du das nicht möchtest, können wir das Problem auch anders lösen. Ich bringe dich zu Schloss Schlotterturm. Denn dort wohnen schon viele Kellergeister, die ähnliche Erlebnisse hatten wie du, und werden lieb versorgt. Da spielt niemand mit dir so dumme

Spiele, aber ich kann dir versprechen, dass es da eine Menge wirklich toller Spiele gibt.«

Lolli war unsicher. Er hatte Angst, war aber auch neugierig.

»Was sind das für Spiele?«, wollte er wissen und der Alte lachte mit seinen Augen, als er von dem Schlotterspiel erzählte, bei dem die Tröpfchen in einer Schlottermaschine Karussell fahren konnten oder in einer Flasche mit anderen zusammen geschüttelt wurden, bis ihnen ganz schwindelig war, denn für einen kleinen Kellergeist gab es nichts Schöneres, als nicht mehr zu wissen, wo oben und unten war.

Der kleine Lolli wurde ganz aufgeregt und wisperte: »Lass uns schnell gehen, bevor die anderen das merken«, meinte er und der Alte sagte: »In Ordnung, und wenn ich hier alles geklärt habe, kann ich dich zurückholen, spring hier in die Flasche, damit ich dich wegtragen kann.« Er hielt Lolli eine Sirupflasche hin. Schneller, als der Alte es gedacht hätte, sprang Lolli hinein und der Diener korkte die Flasche zu. Dann ging er los und im Gehen brummelte er vor sich hin:

»Nun hast du deine Ruhe, kleiner Lolli. – Nachher werde ich mit deinem Vater und deiner Mutter reden. Wenn sie dann hinhören und dir helfen, hole ich dich wieder zurück.« Während er sich auf den weiten Weg machte, erzählte er Lolli noch von den vielen Streichen, die sich die Kellergeister dort leisteten, aber auch, wie lieb sie einander wirklich hatten. Lolli war ganz aufgeregt. Und bestimmt würde der Alte ihn besuchen und erzählen, wie es für ihn dann weiterging, denn auf ihn konnte er sich verlassen.

Arbeitsvorschläge

1. **Lolli ist mit dem Hausdiener auf dem Weg zu einem anderen Schloss. Was denkst du, wie er sich fühlt?** *Er freut sich, aber bestimmt ist er auch ein bisschen unsicher.*

2. Lolli ist ein kleiner Kellergeist. Er mag nicht von seiner Tante am Zipfelchen geleckt werden. Was kann er dagegen machen? Nein sagen hilft nicht immer! Weißt du noch, bei wem er überall Hilfe gesucht hat? *Bei der Mutter, beim Onkel, beim Vater.*
3. Was könnte das Zipfelchen bei Lolli sein? *Bestimmt hat Lolli einen Penis, an dem die Tante leckt.* Und an welchen Zipfelchen muss der kleine Lolli wohl bei der Tante lecken? *Das sind die Brüste.*
4. Lolli fühlt sich damit nicht gut, denn auch kleinen Kellergeistern gefällt das nicht. Weißt du noch, was er erzählt hat, um Hilfe zu finden? *Er sagt zur Mutter: Ich habe ein Geheimnis. Zum Onkel: Ich mag mit der Tante nicht aus derselben Flasche trinken. Zum Vater: Ich habe blöde Träume und Bauchschmerzen.* Die Helfer wussten gar nicht, was wirklich passiert ist. Was hätte Lolli erzählen können, damit sie wissen, dass er von der Tante missbraucht wurde? *Die Tante leckt immer an meinem Penis und ich muss an ihren Brüsten lecken.* Man sollte nämlich immer möglichst genau erzählen, was man erlebt hat, damit die anderen auch wissen, was man meint.
5. Du weißt bestimmt schon, warum die Tante nicht will, dass Lolli weitererzählt, was sie mit ihm macht! *Sie weiß, dass sie dann Ärger bekommt, und deshalb soll Lolli das nicht verraten.*
6. Die Tante tut so, als hätte sie Lolli besonders lieb. Stimmt das? *Nein, denn er hat ja Angst, bekommt Bauchschmerzen und blöde Träume von dem Missbrauch.* Sie sagt das nämlich nur, damit Lolli sie nicht verrät.
7. Lolli kommt in ein anderes Schloss. Auch Kinder können woanders wohnen, wenn sie missbraucht werden. In solchen Wohngruppen oder anderen Familien fühlt man sich dann nicht mehr so blöd. Kennst du Kinder, die in einer Pflegefamilie oder im Kinderheim leben? Wenn ja, frag sie mal, wie es ihnen da gefällt.
8. Die beiden Jungen hatten Streit. Sie prügeln sich. Wichtig ist, dass man dabei fair miteinander umgeht und dem anderen nicht gemein weh tut. Welche Erfahrung hast du mit Raufereien gemacht?
9. Weißt du eigentlich, was ein Weinberg, ein Kellergewölbe und ein Diener ist? *Auf Bergen werden Weintrauben angebaut, aus denen man Wein macht. Bei alten Kellern war die Decke aus Steinen rund gemauert. Ein Diener ist jemand, der im Haus gewohnt hat und Arbeiten übernommen hat, z. B. die Getränke aus dem Keller holen.*
10. Magst du einmal Eis mit Sirup essen? Das schmeckt wirklich lecker.
11. Du kannst aus verschiedenfarbiger Folie kleine Kellergeister ausschneiden und sie an dein Fenster kleben. Sie sehen aus wie Wassertropfen.
12. Bei deinem nächsten Besuch in einer alten Burg kannst du dir vielleicht mal ein Kellergewölbe anschauen.
13. Suche einen oder mehrere Wege durch den Irrgarten zum »Hilfe-Schild« (➜ Arbeitsblatt 9).

Kapitel 8: Selbstbewusstsein

Allgemeiner pädagogischer Hintergrund zum Thema Selbstbewusstsein

Kinder brauchen im täglichen Leben Unterstützung, um ihr Selbstwertgefühl zu entwickeln. Durch das Gefühl, geliebt zu werden, durch Lob und Zuwendung sollten wir ihnen das Gefühl vermitteln, im Leben etwas wert zu sein. Dann können sie ein gesundes Selbstvertrauen aufbauen. Sie lernen, Entscheidungen zu treffen, sich abzugrenzen, sich wertzuschätzen. Dies können sie nur, wenn sie sich selbst akzeptieren und respektieren und anderen mit Respekt und Akzeptanz begegnen. Dies sind für Kinder die besten Grundlagen, um sich gegen sexuellen Missbrauch wehren zu können. Aber je jünger die Kinder sind, desto leichter können sie Opfer werden, denn die Fähigkeit, sich selbst und andere aus der Distanz zu sehen, ist ein Reifungsprozess. Trotzdem können wir auch kleinere Kinder zu starken Persönlichkeiten erziehen, wenn wir sie mit ihren Bedürfnissen ernst nehmen und ihnen ein klares Gefühl für Grenzen vorleben.

Natürlich müssen die Kinder hierfür auch die Thematik des sexuellen Missbrauchs kennen, denn nur mit einem umfangreichen Wissen können sie sich in einer solchen Situation kompetent verhalten.

Mädchen neigen dazu, sich emotional zurückzunehmen, damit es den anderen gut geht. Dies macht es den Tätern leicht, sie über den emotionalen Bereich für die eigene Befriedigung verantwortlich zu machen. Deshalb müssen Mädchen unterstützt werden, eigene Gefühle ernst zu nehmen und als richtig anzuerkennen.

Jungen beziehen ihr Selbstbewusstsein häufig aus ihrer Kraft und aus Machtpositionen, oftmals über Leistungen innerhalb der Sportgruppen. Sie sollen lernen, dass sie, egal, was die anderen sagen, zu ihren Stärken und Schwächen stehen sollen.

Helden sind oft Vorbilder, die Jungen mit Rollenbildern konfrontieren, die keine Schwächen zulassen. Das wahre Selbstbewusstsein aber können Jungen nur in der Beziehung zu den eigenen Gefühlen finden, indem sie auch ihre Schwächen annehmen und eigene Werte entwickeln.

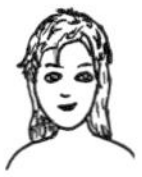

Mädchen: *»Der Drache mit dem roten Schwanz«*

Pädagogischer Hintergrund

In der Geschichte erleben Wolken- und Sonnenkinder, dass ein Freizeitbetreuer ihnen grenzüberschreitend begegnet. Helia, ein Sonnenmädchen, thematisiert dies bei den anderen. Sie tauschen sich aus, sie benennen Berührungen am Körper, sie thematisieren Gefühle und planen ein Nein. Gemeinsam suchen die Kinder Hilfe und lassen sich die Übergriffe nicht länger gefallen. Sie verfallen nicht in Sprachlosigkeit oder Ohnmacht, sondern bleiben handlungsfähig, denn Helia kann einordnen, was der Betreuer beabsichtigt.

Diese Geschichte setzt bei den Mädchen bereits einiges an Grundwissen zum Thema *sexueller Missbrauch* voraus, und sie greift auf viele der in den vorigen Kapiteln erarbeiteten Erkenntnisse zurück.

Die Geschichte bietet ein mögliches Handlungsmuster gegen Irritation, Einsamkeit und Hilflosigkeit bei sexuellem Missbrauch an. Ein Missbrauch wird bemerkt, eingeordnet und beendet.

Die abschließenden Konsequenzen für den Freizeitleiter bleiben offen, aber Sie können mit dem Mädchen hier auch die Möglichkeit einer Anzeige besprechen. Denn sexueller Missbrauch ist ein Strafdelikt.

Der Drache mit dem roten Schwanz

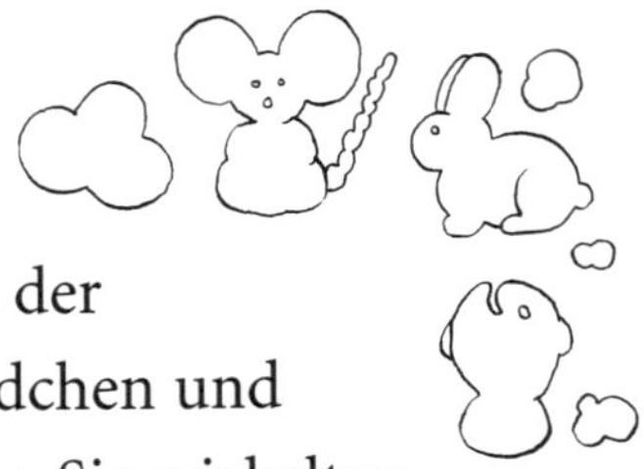

Wie jedes Jahr während der Ferienfreizeit der Himmelskinder spielten die Sonnenmädchen und Wolkenmädchen gemeinsam auf der Milchstraße. Sie wickelten Sonnenstrahlen zu großen Knäueln und formten Wolken zu Figuren. Sie lachten vergnügt, tobten laut herum und dachten sich immer neuen Unsinn aus, um ihre Betreuer zu ärgern. Herrn Woso nannten sie heimlich »den roten Drachen«. Frau Wo bliesen sie Wolken ins Gesicht. Frau So wickelten sie in Sonnenstrahlen ein. Aber die beiden lachten nur darüber. Frau Wo blies die Wolken auseinander und Frau So sortierte die Sonnenfäden.

»Dass ihr aber auch immer solchen Unsinn macht!«, schimpften beide, wenn sie sich befreit hatten, und drohten: »Mal sehen, ob wir jetzt noch für euch Schaumpudding kochen!«

»Ach ja, bitte, der Schaumpudding ist doch so lecker!«, und: »Wir wollen es auch nie wieder tun«, bettelten die Sonnen- und Wolkenkinder.

»Wir sind nur noch ganz, ganz lieb«, versprach das Sonnenmädchen Helia, doch kreuzte sie dabei die Finger hinter dem Rücken. Die anderen sahen das und kicherten.

Frau So und Frau Wo schüttelten die Köpfe: »Helia, Helia, das glauben wir dir nie. Ausgerechnet du, die doch nur Unsinn im Kopf hat. Aber wir werden trotzdem Schaumpudding für euch kochen.«

Die Kinder riefen laut: »Juchhu!«, umarmten sich und machten Luftsprünge. Dann steckten sie die Köpfe zusammen und übertrafen sich dabei, Frau Wo und Frau So zu loben: »Die sind immer so wahnsinnig nett.«

»Aber am nettesten ist Frau Wo.«

»Das stimmt nicht, Frau So ist netter.«

Da sagte Helia plötzlich sehr ernst: »Die sind beide nett, aber der rote Drache, der ist doof!« Die Mädchen wurden still.

Sie hatten Herrn Woso diesen Namen gegeben, weil er einen Drachenschwanz hatte, der groß und lang war, mit einer runden, roten Schuppe am Ende. Wenn er sich aufregte, wackelte er mit seinem Drachenschwanz, der weit aufragte. Erst, als ein Windstoß kam und die Wolkenmädchen von der Milchstraße fegte, kam wieder Bewegung in die Gruppe. Die Sonnenmädchen eilten hinterher, umschlangen die Wolkenkinder und zogen sie zurück. Nun spielten sie ihr geliebtes Windfangspiel. Sie vergaßen vor lauter Spielen die Zeit und wunderten sich, als Frau Wo sie schon zum Essen rief. Sie schmatzen begeistert, schwatzten dabei und schließlich wurden sie zu Bett geschickt. Wie immer kamen ihre Betreuerinnen und Betreuer noch einmal zu ihnen und wünschten schöne Himmelsträume. Herr Woso nahm sich wie immer dazu die meiste Zeit. Er setzte sich an jedes Bett. Er streichelte jedes Mädchen am Kopf, am Hals, an den Schultern und an den Armen. Dazu erzählte er Streichelgeschichten.

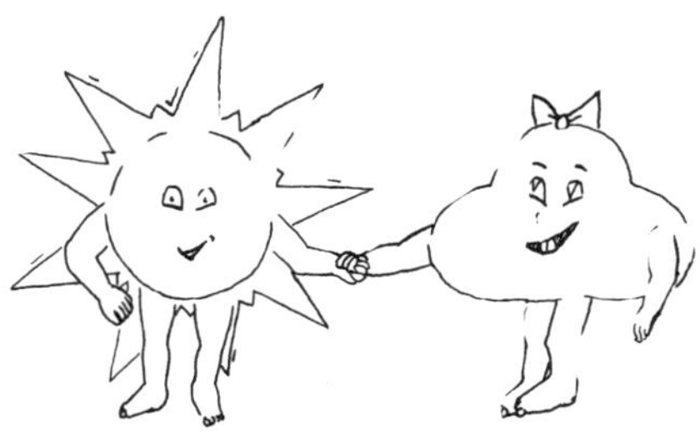

Als er an diesem Abend das Zimmer der Sonnenkinder verließ, sagte Helia zu den anderen: »Der spinnt doch wohl. Sagt mal, gefallen euch diese blöde Streichelei und dieses Gerede: ›Streicheln ist schön und wichtig?‹ Also, ich mag das nicht.« »Ich auch nicht«, sagte die Nächste.

»Irgendwie habe ich immer das Gefühl, dass der mich beobachtet«, klagte die Jüngste.

»Der Schwanz macht mir Angst«, ergänzte eine andere.

»Bei mir hat der immer im Po Fieber gemessen, als ich krank war, obwohl ich das gar nicht wollte.«

Und eine andere fragte: »Hat er dir auch gesagt, dass du so einen schönen, sauberen Po hast?«

»Meint ihr nicht auch, dass der uns absichtlich immer nackig sehen will?«, überlegte Helia.

Die Stimmung der Mädchen war nun sehr ernst.

Da sagte Helia: »Ich bin mir nicht ganz sicher, aber eigentlich glaube ich, dass das so was wie sexueller Missbrauch ist, was der mit uns macht. Wir sollten morgen mit den Wolkenkindern darüber reden.« Es dauerte lange, bis die Mädchen an diesem Abend einschliefen. Jede schämte sich, hatte Angst und fühlte sich unsicher.

Am nächsten Tag merkten sie, dass die Wolkenmädchen ihre Gesichter unter ihren Schleiern versteckten und sich nichts zu sagen trauten. »Die haben Angst«, meinte Helia. »Bestimmt hat der rote Drache etwas damit zu tun. Aber wir sollten uns das nicht mehr gefallen lassen.«

Einige der Sonnenmädchen gingen gemeinsam zu Frau Wo und Frau So und erzählten ihnen von ihren Gefühlen. Die beiden Frauen hörten ihnen mit nachdenklichen Gesichtern zu. Sie versprachen den Kindern, mit Herrn Woso zu reden, doch eigentlich änderte sich nichts. Herr Woso erzählte weiter seine unsinnigen Geschichten wie: »Kinder müssen nackig sonnenbaden, um nicht krank zu werden. Kinder müssen nackig wolkenschwimmen, um kräftig zu werden, und Kinder müssen gestreichelt werden, sonst können sie nicht leben.«

Doch endlich wollten sich auch die Wolkenmädchen das alles nicht mehr gefallen lassen. Gemeinsam mit den Sonnenkindern bekämpften sie den roten Drachen. Kam er in ihr Zimmer, um gute Nacht zu sagen, blendeten die Sonnenkinder ihn und heizten ihm ordentlich ein, so dass er schweißtriefend davon ging. Die Wolkenmädchen aber verteilten sich so in ihren Zimmern, dass er vor einer Nebelwand stand, die er nicht durchdringen konnte, und frierend den feuchten Raum verließ.

Über Tag bildeten die Kinder einen Feuerdrachen, sobald Herr Woso kam. Die Wolkenmädchen formten den Drachenkörper und die Sonnenmädchen die daraus ausschlagenden Flammen. So merkte Herr Woso immer deutlicher, dass er bei den Kindern unerwünscht war und nichts mehr erreichen konnte.

»Diese Helia macht uns große Probleme«, erklärte er seinen Kolleginnen. »Sie ist aufmüpfig und hat einen großen Mund. Sie stiftet die anderen zu Unsinn an. Mit der werden wir noch Schwierigkeiten bekommen.«

Doch Frau Wo und Frau So sahen das anders. Für sie war Helia nicht anders als die anderen. Und so sprachen sie nicht weiter darüber.

Die Ferienfreizeit ging weiter. Die Mädchen erlebten viel Spaß und Freude. Sie spielten Fangen, Fliegen und Verstecken. Sie freuten sich auf den Schaumpudding von Frau Wo und Frau So und machten sich gemeinsam gegen Herrn Woso stark.

Nachdem die Mädchen einmal miteinander über die »Spiele« des roten Drachen geredet hatten, sprachen sie immer wieder darüber und bestärkten einander.

»Mit dem gehe ich nicht mehr in die Sauna!«

»Ich auch nicht.«

»Ich lasse meine Hose beim Wolkenschwimmen und Sonnenbaden an!«

»Lass dir von dem kein Fieber mehr im Po messen!«

»Wenn der mich blöd ansieht, gehe ich einfach weg.«

»Genau!«

»Seine Geschichten kann er sich selber erzählen.«

Als die Ferien vorüber waren, gab es ein großes Abschiedsfest mit viel Schaumpudding, vielen Wolken- und Sonnenspielen und einer Rutschpartie über die Milchstraße nach Hause und Helia erzählte der Sonnenmutter von ihren Erlebnissen. Von Frau Wo, Frau So und dem Drachen mit dem roten Schwanz.

Arbeitsvorschläge

1. Helia ist ein tolles Mädchen. Was gefällt dir an ihr?
2. Sie schafft es mit der Hilfe der anderen, Herrn Woso eine Grenze zu setzen, damit er seine Handlungen nicht mehr machen kann. Sie ist sehr mutig. Toll, wenn du das auch schaffst, aber das klappt nicht immer. Manche Missbraucher machen trotzdem weiter, egal, was man macht. Wie findest du die Aktionen der Kinder? Erinnerst du dich noch, was sie gemacht haben? *Herrn Woso einheizen, in Nebel hüllen, einen Feuerdrachen bilden, die Badehosen anlassen, sie gehen mit ihm nicht mehr in die Sauna.*
3. Hast du schon mal an einer Ferienfreizeit teilgenommen? Wie hat es dir gefallen und was hast du alles erlebt?
4. Helia ist sich nicht ganz sicher, aber sie glaubt, dass es sexueller Missbrauch ist, was Herr Woso da mit ihnen macht. Hat Helia recht? Was darf Herr Woso mit den Mädchen nicht machen? *Komische Streichelgeschichten erzählen, die Mädchen immer beobachten, sie nackig sehen wollen, Fieber im Po messen (das sollten die Betreuerinnen machen), mit dem Schwanz rumwedeln (denn es könnte der Penis sein).*
5. Warum ist es für die Sonnen- und Wolkenkinder schwer, zu erkennen, dass »der rote Drache« kein netter Mann ist? *Er betreut schließlich die Kinder und tut so, als ob er sich um sie kümmert und besonders nett zu ihnen ist.*
6. Weil Helia mit den anderen Mädchen über ihre Gefühle redet, sorgt sie dafür, dass die Mädchen mutig und selbstbewusst handeln. Vielleicht kennst du auch jemanden, der mit dir kuscheln will oder dich küsst, obwohl du das nicht magst. Versuche einmal, Nein zu sagen. Wenn das nicht klappt, hole dir Hilfe.
7. Helia sucht bei Frau Wo und Frau So Hilfe. Sie erzählt, was der Drache mit dem roten Schwanz macht, aber obwohl sie nett sind, helfen sie nicht. Wo hätten die Mädchen sonst noch Hilfe holen können? *Bei anderen Betreuerinnen, bei einem Telefongespräch mit Mama oder Papa, bei Fremden, bei der Polizei.*
8. Da jeder ein Missbraucher sein kann, denn man sieht es ihnen nicht an, kann so was auch ein Trainer, ein Lehrer, ein Musiklehrer oder ... sein. Kannst du noch mehr aufzählen?
9. Spielt Wattepusten auf dem Tisch. Wer schafft es, dem anderen die Watte herunterzupusten?
10. Frau So wurde mit Sonnenfäden eingewickelt. Lass dich in Toilettenpapier einwickeln und befreie dich!
11. Beobachte einmal die Wolken. Welche Bilder kannst du darin erkennen?
12. Lass dir bei klarem Himmel einmal die Milchstraße zeigen. Das ist ein riesiges Sternenband, zu dem auch unsere Sonne gehört. Die Milchstraße gibt es nämlich wirklich.
13. Es gibt verschiedenes Wetter, nicht nur Nebel und Sonne! Male doch mal ein Bild

mit vielen unterschiedlichen Wettern. *Gewitter, Schnee, Regen, Hagel, Sturm, Nebel, Sonne, Wolken.*

14. **Fragebogen** – Für jede (evtl. auch mit Hilfe) beantwortete Frage kann Ihr Kind einen Stern bekommen und diesen z. B. auf eine blaue Wolke aus Tonkarton kleben (**➜ Arbeitsblatt 10**).

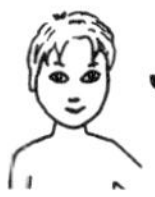

Jungen: *»Falls ihr es vergessen habt, ich heiße Henning.«*

Pädagogischer Hintergrund

Piratensohn Henning, den alle nur »Kleiner« nennen, wird zum Spottobjekt für die anderen Piratensöhne, weil er kleiner ist. Um akzeptiert zu werden, macht er Vieles für sie und findet doch keine Anerkennung. Unterstützung findet er bei einem Kobold, der ihm rät, sich das nicht länger gefallen zu lassen

In der um Anerkennung heischenden Abhängigkeit kommt es durch diese Jungen auch zu verbalen körperlichen Abwertungen und sexuellen Belästigungen. Sie machen sich lustig über seinen kleinen Penis und ziehen daran, um ihn größer zu machen. Aber dann macht Henning nicht mehr mit. Er weiß, dass das keine richtigen Freunde sind. Und auf solche verzichtet er lieber.

Ein Junge muss lernen, sich gegen den Druck der Clique abzugrenzen, um nicht auch ein leichtes Opfer für körperliche, emotionale und sexuelle Übergriffe zu sein. Die Täterrolle, in die sich Jungen nur zu leicht begeben, hat eigentlich nichts mit Selbstsicherheit zu tun, sondern steht viel eher für mangelndes Selbstwertgefühl. In der präventiven Arbeit ist es deshalb wichtig, Jungen mit ihrer Männlichkeit zu konfrontieren und gemeinsam nach einer entsprechenden Männerrolle zu suchen, in der ein Junge sich weder als Opfer noch als Täter darstellt.

»Falls ihr es vergessen habt, ich heiße Henning.«

Weit draußen im Meer lag versteckt eine Pirateninsel, die bis heute auf noch keiner Seekarte verzeichnet ist. Hier sammelten die Piraten ihre erbeuteten Schätze und lebten mit ihren Familien unentdeckt zusammen. Nun, da die Piraten recht üble Kerle waren, waren auch die Söhne nicht gerade das, was man gut erzogene Jungen nennen würde. Die übelsten Methoden, um später einmal Piratenanführer zu werden, hatte Roman. Er war groß und kräftig, aber seinen Führungsanspruch machte er auch durch seine Worte deutlich: »He Kleiner, du gehst da jetzt ins Versteck und holst uns neue Zigaretten«, sagte Roman zu Henning, denn sie nannten ihn nie beim Namen. Und Henning, der für sein Alter recht klein und zart war, ließ die Schultern hängen, sah zu Roman hoch und meinte leise: »Aber ich will doch gar nicht rauchen.«

»Wir wissen alle, dass du 'ne Memme bist! Deshalb sollst gerade du uns ja die Zigaretten holen. Zeig uns endlich mal, dass du ein Kerl bist!« Und wohl wissend, wie sehr er Henning damit treffen würde, grinste er und fügte überheblich hinzu: »Dich Kleiner, dich sieht sowieso niemand.«

»So groß bist du auch nicht«, dachte Henning wütend, sagte das aber lieber nicht und ging, denn nun war er wohl wieder an der Reihe und sonst warteten auch noch Prügel auf ihn. In den letzten Tagen war Kügelchen, so nannten sie den dicken Benno, immer die Zielscheibe ihres Spottes gewesen.

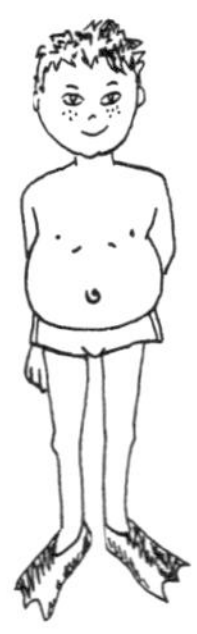

Henning wünschte sich so sehr, doch endlich noch ein wenig zu wachsen. Denn dann, so hoffte er, würden sie ihn anerkennen und nicht mehr aufziehen, nur weil er ein paar Zentimeter kleiner war als die anderen, denn er wusste noch nicht, dass die körperliche Länge nicht die wahre Größe eines Piraten ausmacht. Aber die anderen wussten genau, wie sehr ihn das verletzte, und deshalb redeten sie so mit ihm. Irgendwie war alles an ihm kleiner und inzwischen traute er sich schon kaum noch, mit den anderen ans Meer zum Schwimmen zu gehen, denn immer, wenn er seine Badehose anzog, lachten alle nur über ihn. Er wünschte nichts mehr, als dazuzugehören, nicht mehr abgetan zu werden, aber stattdessen wurde es nur immer ärger, denn sie machten sich inzwischen auch über seine Geschichten lustig, die er erfand, um wenigstens ein bisschen Anerkennung zu bekommen.

So konnte es irgendwie nicht weitergehen. Auf dem Weg zu dem Zigarettenversteck machte er einen Abstecher zu seinem Freund, einem kleinen Kobold. Er klagte ihm sein Leid und der Kobold tröstete ihn:

»Lass die dummen Kerle doch schwatzen, auf die Länge kommt es gar nicht an, viel wichtiger ist, dass du klar denken kannst und dein Ziel im Auge behältst, einmal der Piratenkönig zu werden.«

»Aber wenn ich doch nicht mehr wachse«, seufzte Henning.

»Blödsinn«, tat der Kobold das ab. »Köpfchen ist viel wichtiger für dein Ziel. Sieh zu, dass du was lernst, dann schaffst du das allemal.«

Als Henning mit den Zigaretten zurückkam, lobten sie ihn und rauchten wie Männer die stinkenden Zigaretten, die aus einem Versteck der Piratenväter stammten.

Zuletzt hatten die einen Tabakfrachter erobert und die untergehende Fracht aufgegriffen. Da die Piraten inzwischen ihre Angriffe nicht mehr mit altmodischen Segelschiffen ausführten, sondern modernste U-Boote benutzten, wussten viele Kapitäne gar nicht, dass es überhaupt noch Piraten gab, denn die Insel, auf der sie lebten, war schon seit vielen Jahren durch ein Neutralisierungssystem auf Radarschirmen nicht mehr auszumachen. Die Kapitäne glaubten

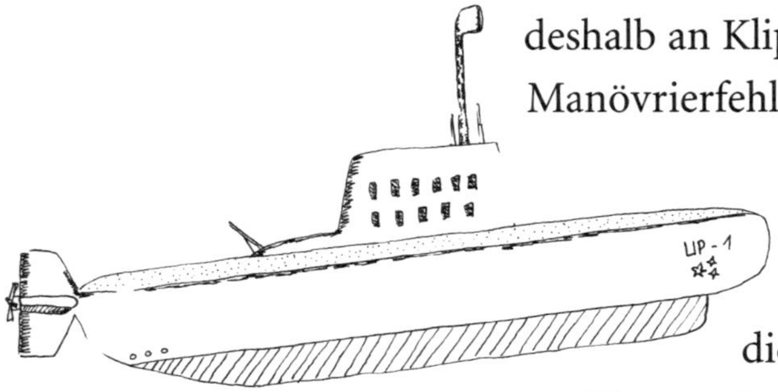

deshalb an Klippen, an Materialfehler oder an Manövrierfehler, wenn ihr Schiff sank.

Henning stand bei den anderen und sah unschlüssig von einem zum anderen. Eine dicke Rauchwolke hüllte die jungen Piraten ein und er ballte hinter seinem Rücken die Fäuste, so dass die Fingernägel in seine Handflächen kniffen. Er fühlte sich nur noch elender. Er stand bei den anderen, aber er verstand sie nicht. Sie waren doch auch Piratensöhne, die sich wie er vor den ehrlichen Menschen verstecken mussten.

»Die sind schon komisch«, dachte Henning, »müssen die immer so tun, als wären ausgerechnet sie die Stärksten, Mutigsten und Größten? Die haben doch eigentlich genauso Angst, entdeckt zu werden, wie ich?« Er schüttelte, ohne es zu merken, den Kopf.

»He, Kleiner, bist du jetzt auch noch verrückt geworden?«, fragte Roman und baute sich mächtig vor Henning auf, indem er auf den Zehenspitzen wippte, um seine körperliche Überlegenheit deutlicher zu machen.

»Och, ich hab nur gerade an Natalja gedacht«, log Henning und Roman schlug ihm brüderlich auf die Schulter: »Die bescheuerten Weiber machen dich noch völlig alle.«

»Ich mag Natalja«, erwiderte Henning leise, aber Roman stieß ihm unsanft seine Faust gegen die Brust und sagte ein hässliches Wort. Sowieso rissen sie ständig dumme Witze über Mädchen und sagten: »Weiber sind bescheuert und dumm.« Aber heimlich träumten sie davon, die Mädchen beim Baden zu beobachten. Sie zogen an ihren Haaren, aber sie schwärmten von ihnen. Sie gaben bei den Mädchen an, dass sie stärker waren, und wollten damit toll wirken, obwohl die Mädchen das nur doof fanden.

Später dann ging Henning wieder zu dem Kobold und erzählte,

wie gemein die anderen waren, und der Kobold dachte angestrengt nach.

Er kratzte dabei in seinen Haaren, denn die Läuse ärgerten ihn, und er meinte: »Du brauchst die anderen eigentlich gar nicht, denn wer so einen Unsinn erzählt, der taugt nichts, und ich finde, Koboldinnen sind echt gut, genau wie eure Mädchen. Vielleicht hältst du dich besser an die und triffst dich mit dem Pack gar nicht mehr. Zeig ihnen einfach die kalte Schulter, wie man bei euch so sagt. Da bist du ohne die besser dran. – Aber lass dir bloß nichts mehr gefallen.«

Später, als es dunkel wurde, trafen sich die Jungen wie verabredet an der schmalen Bucht. Sie zogen sich aus und machten sich dabei sofort wieder über den dicken Benno und den kleinen Henning lustig. Sie bespritzten sie, hielten sie fest und drückten sie grölend unter Wasser. Sie lachten, wenn Benno aus dem Wasser wie ein untergetauchter Ball hochsprang. Dabei schwebte er für einen Moment wie ein Ballon über dem Wasser. Doch dann wurde es still. Plötzlich standen die Piraten alle in einem Ring um Henning und Roman sagte:

»Hallo, Kleiner, lass uns doch noch mal dein Ding bewundern«, denn um den Penis beim Namen zu nennen, waren sie viel zu feige. Überhaupt waren sie nur in der Gruppe stark und nun hielten sie Henning fest, zerrten seine Badehose herunter und zogen an seinem kleinen Penis.

»Komm, wir machen ihn dir größer!«, lachte Roman, doch Henning wurde wütend und zischte: »Lass das sofort!« Doch Roman störte sich nicht daran und stichelte weiter: »Wir können es mal mit streicheln versuchen.« Und alle lachten. Henning stand da und kämpfte gegen seine Tränen. Waren das wirklich Freunde? Und was gab ihnen das Recht, mit ihm so umzugehen? Er war schließlich auch ein Piratensohn und niemand von denen durfte ihn fertigmachen. Sie waren einfach nur gemein und mies. Sie führten sich auf wie Angeber. Henning dachte an den Kobold und plötzlich war ihm klar, dass er zu denen nicht gehören wollte.

»Lasst mich sofort in Ruhe«, sagte er leise und sah Roman dabei direkt in die Augen. Sein ganzer Körper richtete sich auf und Roman war, als wäre Henning gerade ein Stück gewachsen. Auch der Ton in seiner Stimme war auf einmal so anders. Die anderen wagten nicht mehr, ihn festzuhalten, und Henning ging langsam aus dem Wasser. Roman stand da, und für einen Moment fehlten ihm die Worte.

»Wir haben das doch gar nicht so gemeint, sei doch kein Spielverderber, Kleiner!«, lenkte er ein, doch Henning sagte nur, ohne sich umzudrehen:

»Spiel nennt ihr das, ich nenne das anders!« Doch dann drehte er sich noch einmal um, sah zu ihnen und rief: »Falls ihr es vergessen habt, ich heiße Henning!«

»Und ich heiße Benno«, sagte Benno erleichtert, nahm seine Sachen und lief hinter Henning her. Den anderen war die Stimmung vergangen, doch Roman tat so, als machte ihm das gar nichts aus. Benno aber lief hinter Henning her und gemeinsam gingen sie davon.

Arbeitsvorschläge

1. Henning ist mutig und stark. Er lässt sich nicht mehr von den anderen fertigmachen. Wie findest du die anderen Piratensöhne?
2. Sie wollen an dem Penis von Henning ziehen und streicheln. Das ist so wie Missbrauch, auch wenn es noch Jungen sind. Weißt du noch, was Henning dann macht? *Er sagt: Lasst das sofort und lasst mich sofort in Ruhe. Er richtet sich auf, sieht Roman direkt in die Augen und dann geht er langsam aus dem Wasser.*
3. Wer hilft Henning, als er sich alleine fühlt? *Der Kobold.* Denkst du, dass der Kobold ein guter Freund ist? Wer könnte dir helfen? *Der Vater, die Mutter, der Lehrer etc.*
4. Benno war zuerst nicht so mutig, aber als Henning geht, geht er mit. Denkst du, dass die beiden Freunde werden können?
5. Wer wäre in der Geschichte der bessere Piratenkönig? Henning oder Roman? *Henning, denn um regieren zu können, muss man andere verstehen und darf sich nicht lustig über sie machen.* Was magst du an Henning nicht? Kennst du Jungen, die so sind?
6. Wie wichtig ist die Größe eines Menschen? – Kennst du Männer und Jungen, die klein sind und die du trotzdem gut findest?
8. Henning soll Zigaretten klauen. Was meinst du, warum er das macht? *Er möchte, dass die anderen nett zu ihm sind und ihn nicht mehr ärgern.*
9. Wie würdest du dir einen Freund wünschen? Warum ist dein bester Freund dein bester Freund? *Kannst du dich auf ihn verlassen, ist er nett zu dir und hilft dir, wenn du ein Problem hast?* Warum magst du einen bestimmten Jungen nicht? *Welches Problem hast du mit ihm?*
10. Male ein Piratenschiff!
11. Kannst du Faltschiffe bauen? Lasse sie in der Badewanne schwimmen.
12. Spiele doch einmal Armdrücken, um deine Kräfte zu messen. Ist es schlimm für dich, wenn du verlierst? – Der Kobold sagt, dass es wichtiger ist, gut zu lernen, aber Wettspiele können trotzdem Spaß machen.
13. Du kannst messen, wie groß und schwer du bist. Vergleiche deine Werte doch einmal ein halbes Jahr später!
14. **Fragebogen** – Für jede (evtl. auch mit Hilfe) beantwortete Frage kann Ihr Kind einen Stern bekommen und ihn evtl. auf eine blaue Wolke aus Tonkarton kleben (→ **Arbeitsblatt 10**).

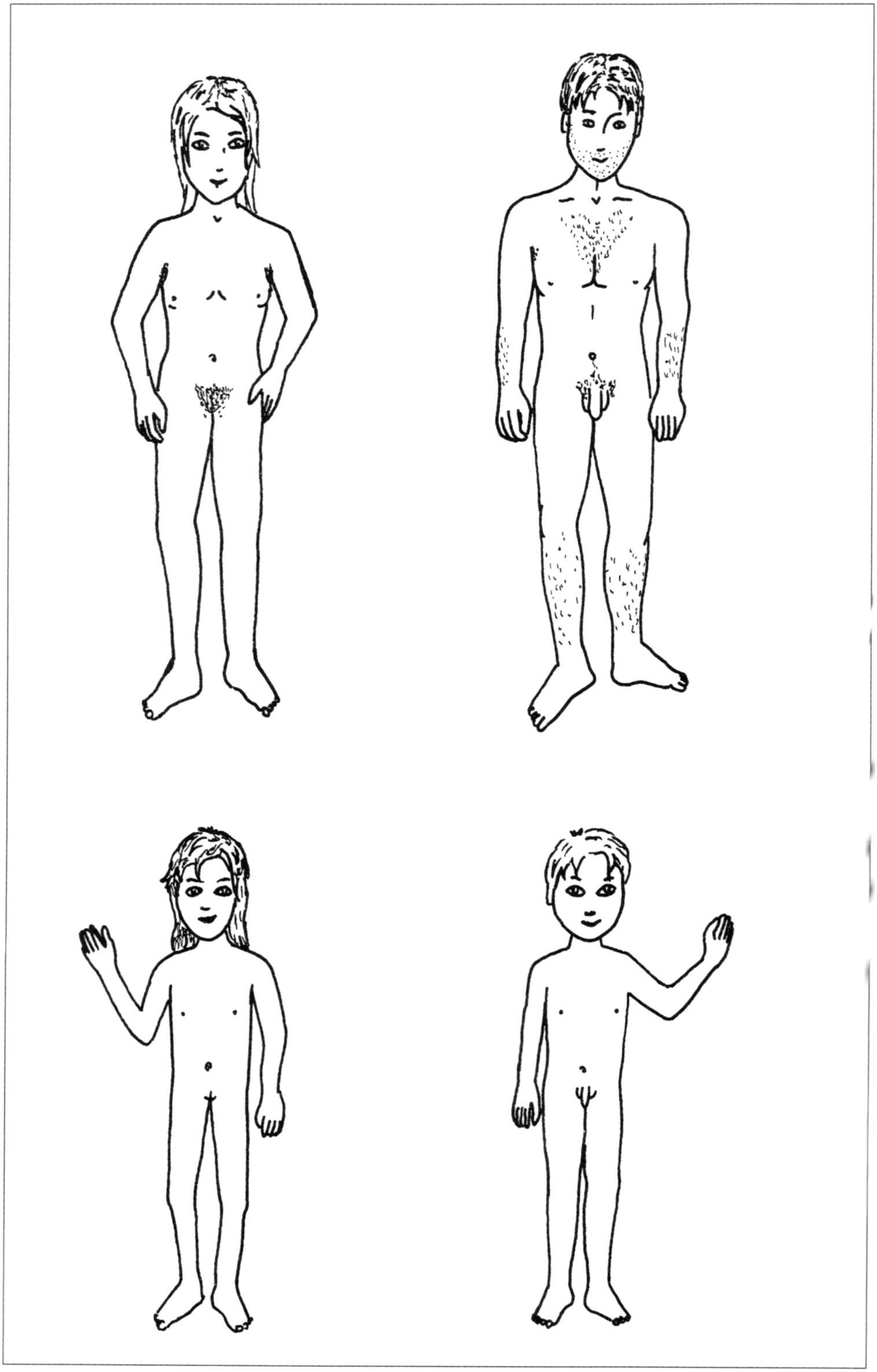

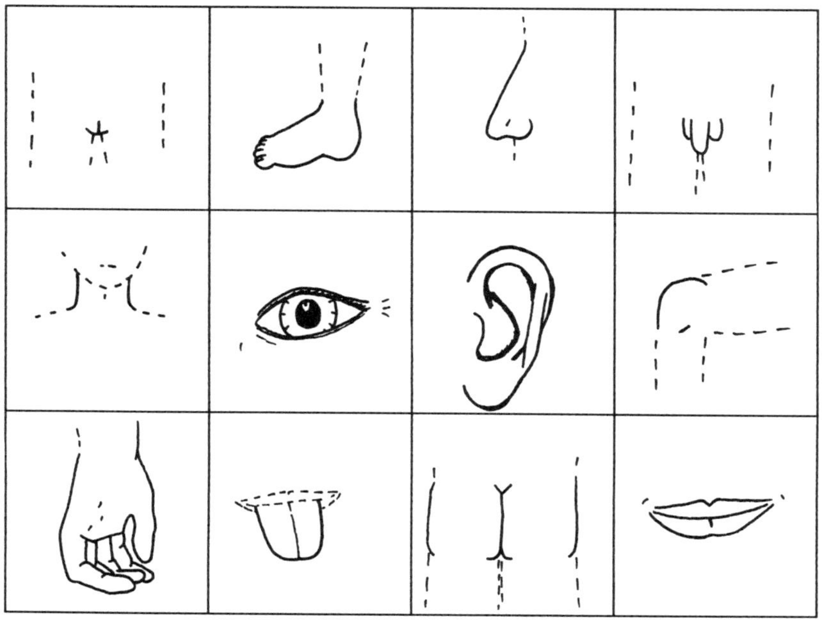

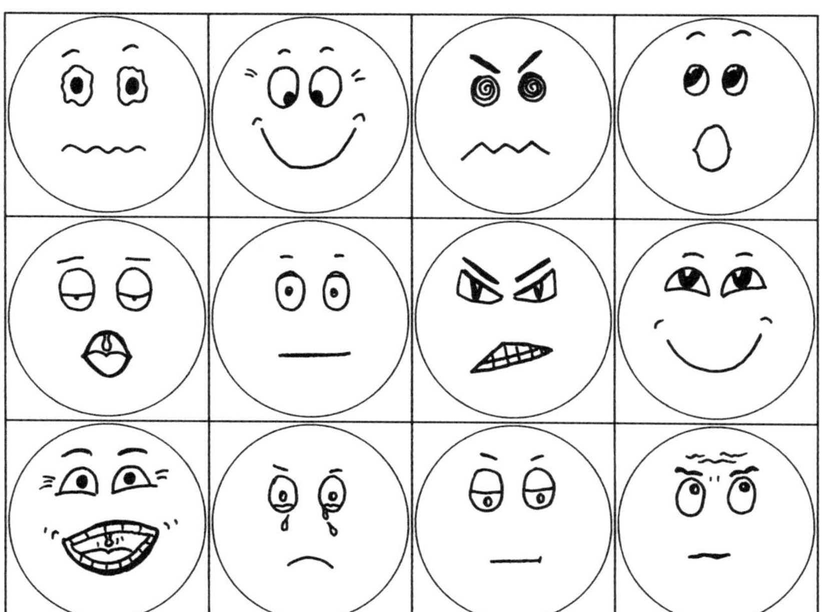

»Selbstbestimmungsbogen« (Wertung: Rot/Grün)

Wer darf mit dir kuscheln, wer soll das nicht tun?

Wer darf dich küssen, wer soll das nicht tun?

Wer darf mit dir baden/duschen, wer soll das nicht tun?

Wer darf dich kitzeln, wer soll das nicht tun?

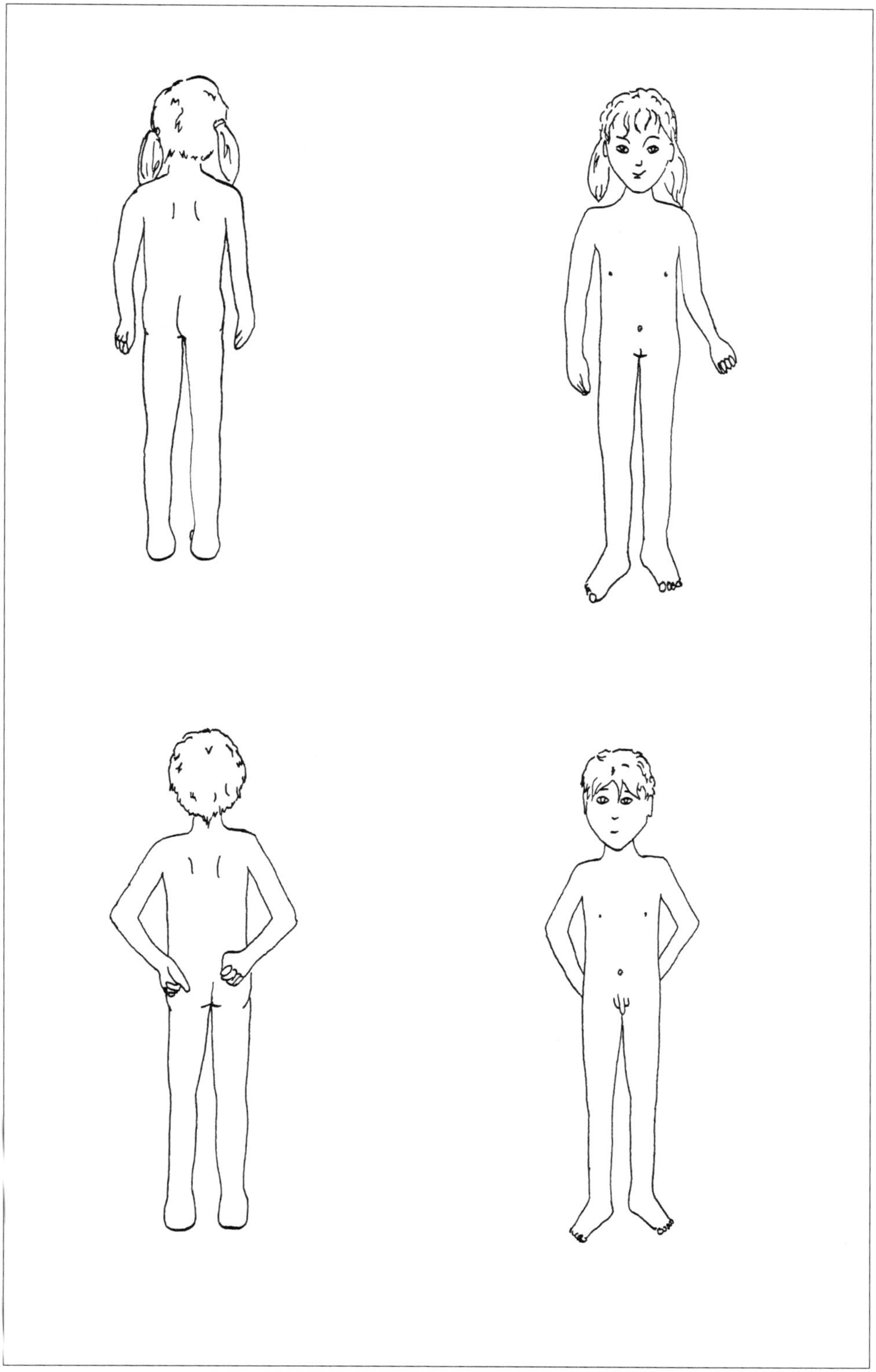

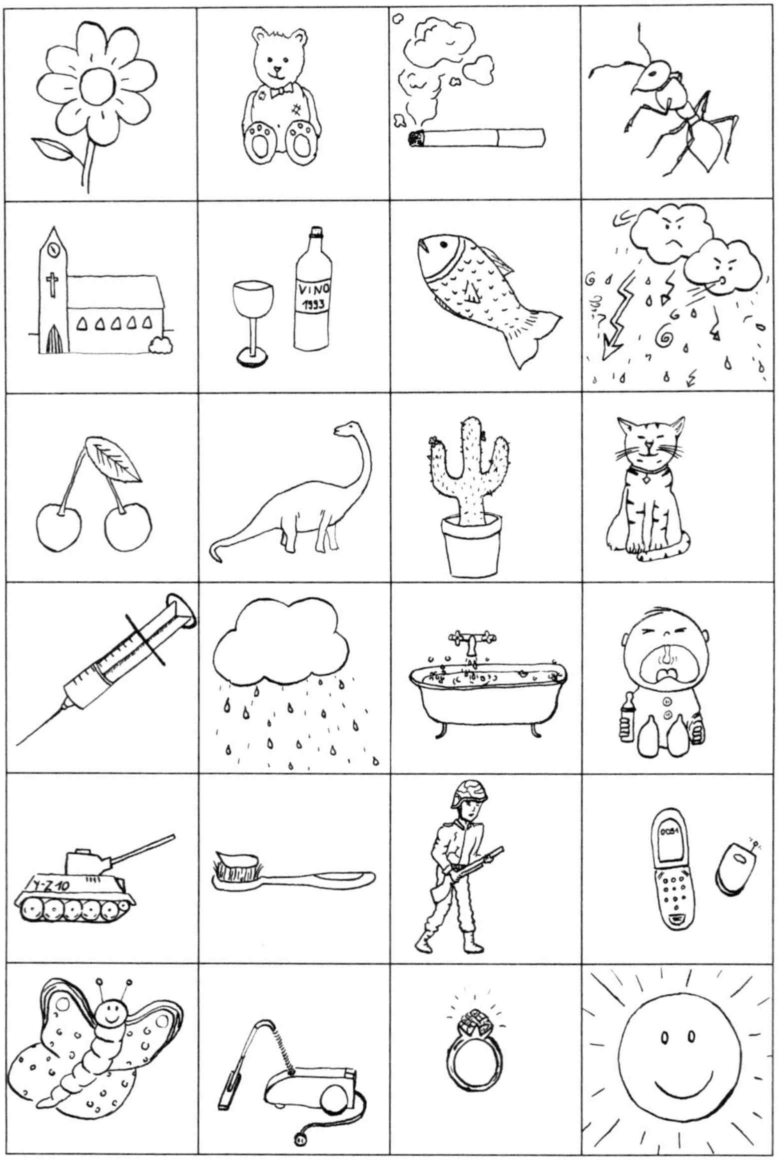
VINO
1993
Y-Z10

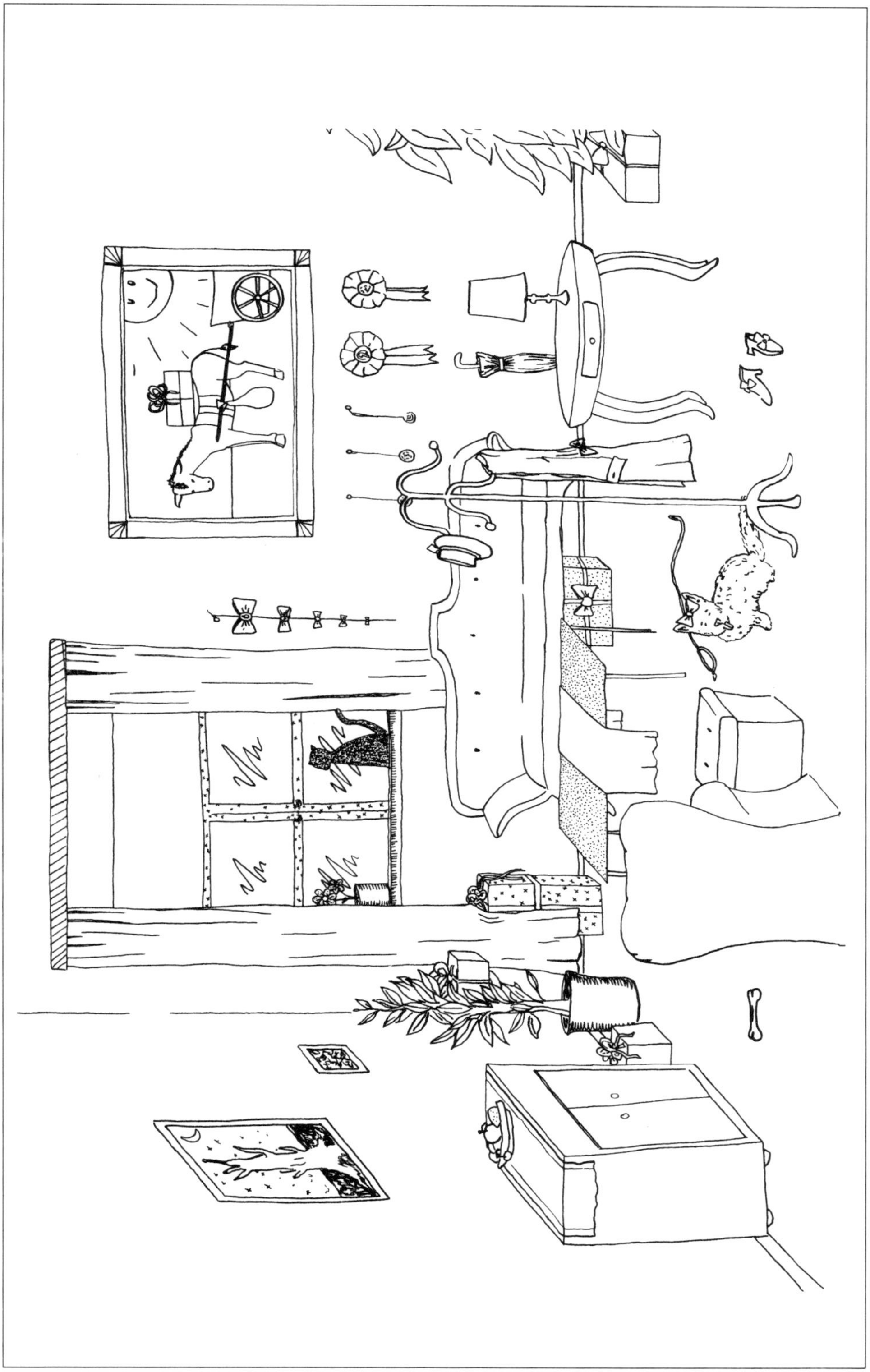

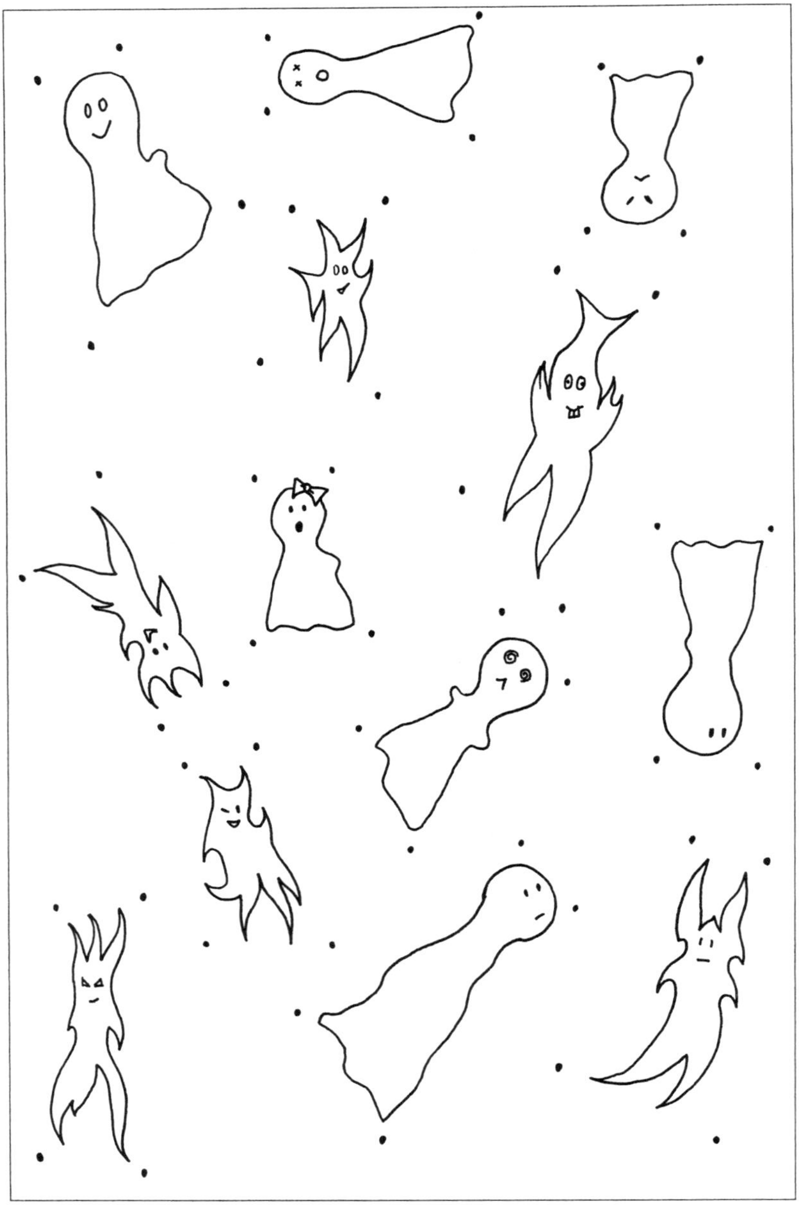

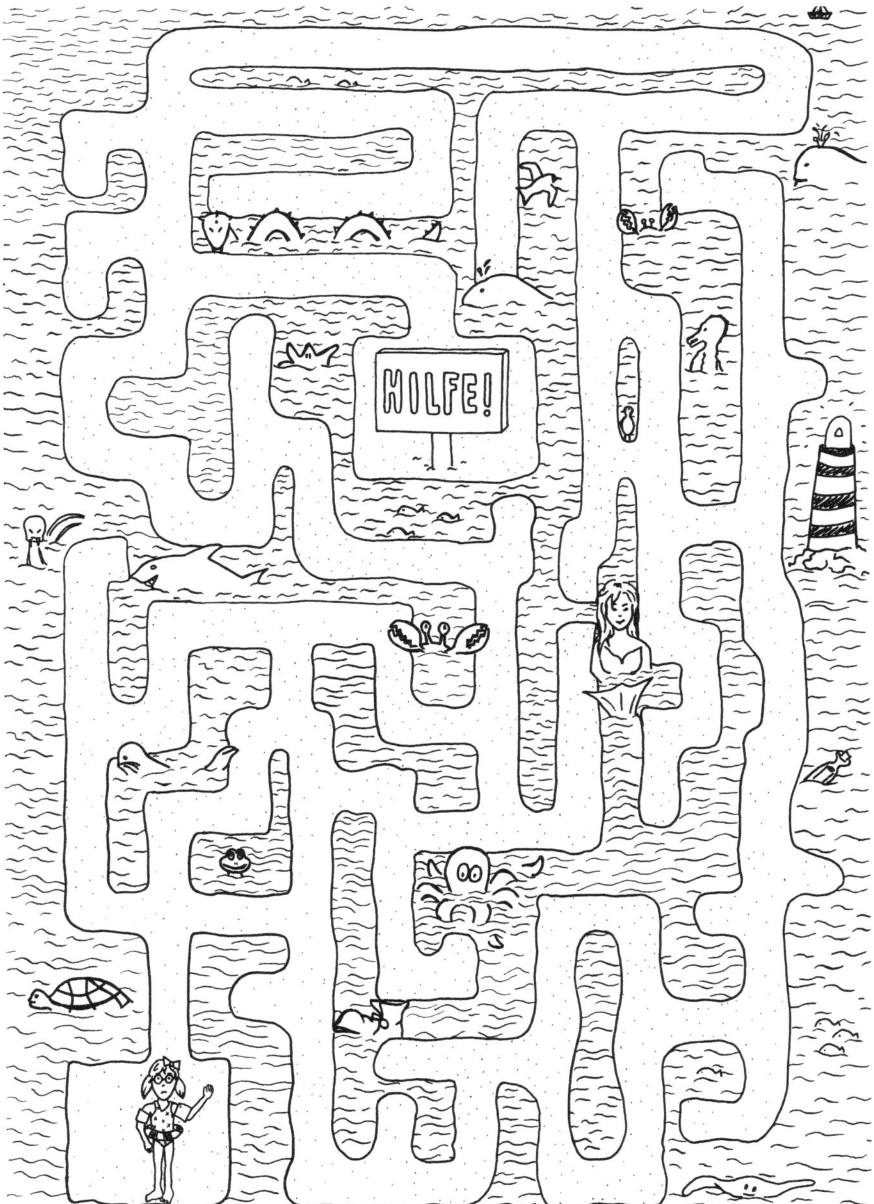
HILFE!

Fragen zur Lernzielkontrolle

1. **Wer kann Missbraucher sein. Wie ist das mit dem Fremden?** (Menschen, die man eigentlich mag und lieb hat. Überwiegend Männer. Fremde machen das auch, aber relativ selten.)
2. **Was hat der Körper mit sexuellem Missbrauch zu tun?** (Geschieht in der Regel am Körper des Kindes oder am Körper des Erwachsenen.)
3. **Welche Gefühle hat ein Kind, wenn es missbraucht wird?** (Belastende Gefühle wie Angst, Scham, Einsamkeit etc.)
4. **Wo darf niemand ein Kind anfassen, welche Ausnahmen gibt es?** (Genitalbereiche, Ausnahme Arzt und Krankheit, aber mit Zustimmung eines Elternteils.)
5. **Wo braucht kein Kind Erwachsene anzufassen?** (Genitalbereiche.)
6. **Kannst du etwas nennen, was zum sexuellen Missbrauch gehört, obwohl kein Körperteil berührt wird?** (Fotos und Filme.)
7. **Wie macht es ein Täter, damit er ein Kind missbrauchen kann? Ist er böse oder lieb zu dem Kind?** (Er ist besonders lieb zu dem Kind, aber er lügt in der Regel.)
8. **Was hat das »Neinsagen« mit dem sexuellen Missbrauch zu tun?** (Man kann Nein sagen, aber der Missbraucher hört in der Regel nicht hin, aber die Kinder wissen dann, dass etwas nicht stimmt.)
9. **Warum verraten Kinder oft nicht den Missbrauch?** (Die Kinder schämen sich, haben Angst und/oder ein Geheimnis.)
10. **Warum will ein Missbraucher, dass ein Kind nicht darüber redet?** (Weil sonst die anderen wissen, dass er etwas macht, was nicht gut ist.)
11. **Bei wem kann man sich Hilfe holen, wenn jemand Dinge mit einem macht, die komisch sind und/oder die einem Angst machen?** (Bei Menschen, denen du vertraust, wie Mama, Papa, Erzieher/-in, Lehrer/-in.)
12. **Was machst du, wenn jemand mit dir doof kuscheln will, dich doof küssen will oder so etwas Ähnliches macht, du dich aber nicht traust, Nein zu sagen, oder der/diejenige dein Nein nicht beachtet?** (Hilfe holen, indem ich darüber rede und es weitererzähle!)